Klaus-Jürgen Ne

—

Das Foto

AF799873

Klaus-Jürgen Neumärker

Das Foto

Karl Bonhoeffer und Mitarbeiter
Psychiatrische und Nervenklinik der Charité 1932

Königshausen & Neumann

Bibliografische Information der Deutschen Nationalbibliothek
Die Deutsche Nationalbibliothek verzeichnet diese Publikation in der Deutschen Nationalbibliografie; detaillierte bibliografische Daten sind im Internet über http://dnb.d-nb.de abrufbar.

© 2025
Verlag Königshausen & Neumann GmbH
Leistenstraße 7
D-97082 Würzburg
info@koenigshausen-neumann.de
Umschlag: skh-softics/coverart
Umschlagabbildung: Archiv K. J. Neumärker.
Vorderseite: Karl Bonhoeffer und Mitarbeiter; Aufstellung der Assistenzärzte Psychiatrische und Nervenklinik.
Rückseite: Eingang Psychiatrische Nervenklinik.
Alle Rechte vorbehalten.

Dieses Werk, einschließlich aller seiner Teile, ist urheberrechtlich geschützt.
Jede Verwertung außerhalb der engen Grenzen des Urheberrechtsgesetzes ist ohne Zustimmung des Verlages unzulässig und strafbar. Das gilt insbesondere für Vervielfältigungen, Übersetzungen, Mikroverfilmungen und die Einspeicherung und Verarbeitung in elektronischen Systemen.

Druck: docupoint, Magdeburg
Printed in Germany

ISBN 978-3-8260-8671-7
eISBN 978-3-8260-8672-4

www.koenigshausen-neumann.de
www.ebook.de
www.buchhandel.de
www.buchkatalog.de

Inhalt

Die Charité in Berlin

Am 9. Januar 1727 verfügte der preußische König Friedrich Wilhelm I. (1688–1740) per Cabinets-Ordre ein vor dem Spandauer Tor der königlich-preußischen Residenzstadt Berlin erbautes Haus: „Es soll das Haus Charité heißen“ – Charité: Barmherzigkeit. Die Bestimmung dieses Hauses hatte sich mehrfach verändert. Erbaut 1710 als Pesthaus zum Schutz vor der herannahenden Pestepidemie, die die Stadt aber verschonte. Nunmehr nicht „Pesthaus“, sondern Hospital für Arme und Kranke, ab 1726 Garnisonslazarett, geleitet von Ärzten des Collegium medico-chirurgicum.

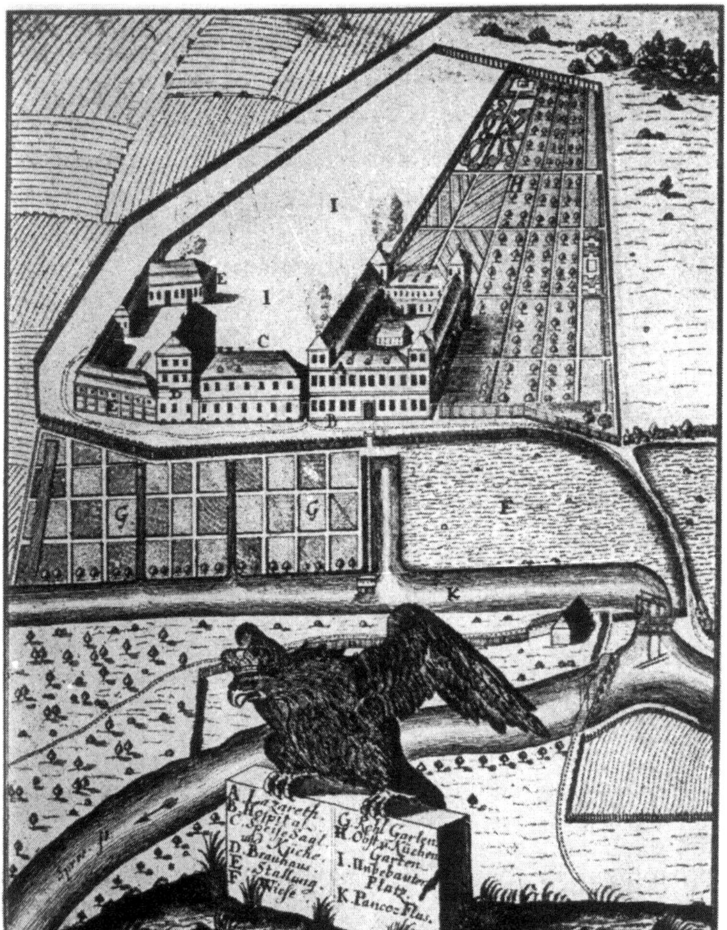

Die Charité im Jahre 1740

1785 erfolgte ein Neubau, der sich bis 1800 hinzog. Er umfasste das Hospital für „Elende", das Krankenhaus und die Anstalt für Geburtshilfe. Der erste Direktor der Charité ab 1801 war der königliche Leibarzt Christoph Wilhelm Hufeland (1762–1836), zugleich Leiter des Collegium medico-chirurgicum. Die Einrichtung befand sich ab 1800 erstmals im Stadtgebiet, da die Lage der Stadtmauer verändert wurde. Im Oktober 1810 wurde die Berliner Universität im ehemaligen Palais des Prinzen Heinrich gegründet. Auf dem Gebiet der Charité betrieb Hufeland die Weiterentwicklung durch Gründung eines „clinisch-chirurgisch-augenärztlichen" und „medizinischen Instituts". Weitere Abteilungen folgten, sie wurden von „dirigierenden Ärzten" geleitet. Ab 1831 wurde die „Neue Charité" errichtet mit Bauten für eine zweite medizinische Klinik, gynäkologischer Abteilung, pathologischem Institut, anatomischem Institut, Augenklinik und 1865 einer „psychiatrisch-neurologischen Abteilung". Es folgten der Neubau eines physiologischen, eines pharmakologischen und 1885 eines Hygienischen Instituts. 1895 kam es zum Beschluss, die „alte" und die „neue" Charité durch einen Um- und Neubau zu ersetzen. Der Ministerialdirektor Friedrich Althoff (1839–1908) stand einer Kommission vor, die ihre Arbeit ab 1897 aufnahm und die Umgestaltung und den Neubau der Charité aufnahm, nachdem die Bausumme für das Projekt von 9.380.000 M bewilligt worden war.

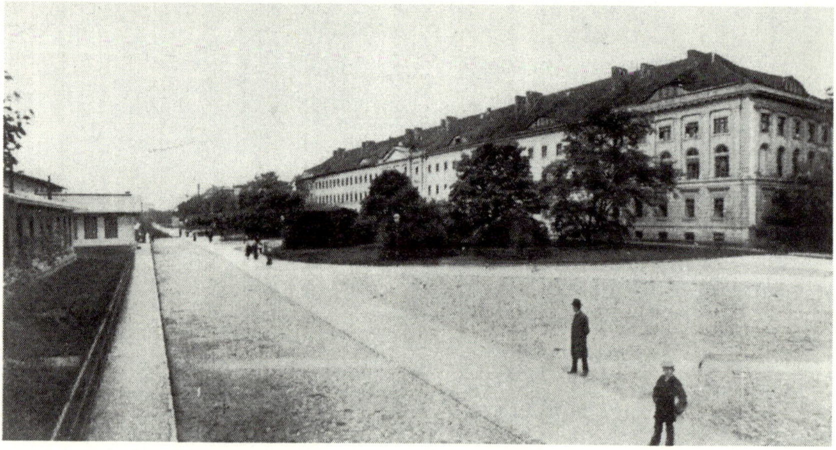

Links: Baracken des für Robert Koch im Jahre 1891 in der Charité eingerichteten Instituts für Infektionskrankheiten – Rechts: Alte Charité, erbaut 1785–1800

Der in Dinslaken geborene Althoff studierte ab 1856 in Bonn Jura, wechselte ein Jahr später an die Friedrich-Wilhelms-Universität zu Berlin und beendete 1859 in Bonn sein Studium. 1872 promovierte die juristische Fakultät ihn an der neugegründeten Reichsuniversität Straßburg zum

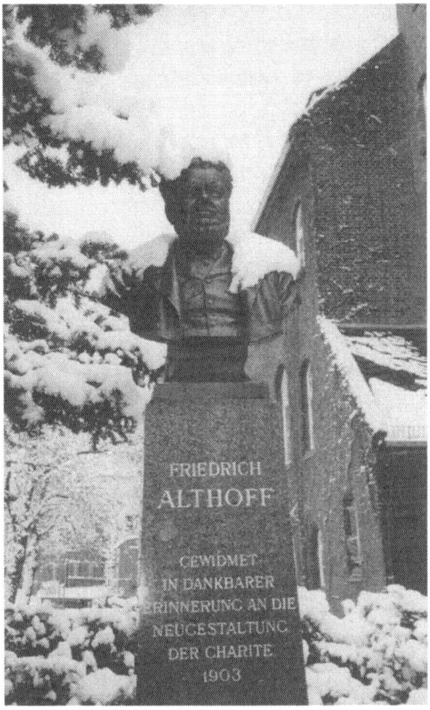

Denkmal Friedrich Althoff (1839 – 1908) im Eingangsbereich der Charité

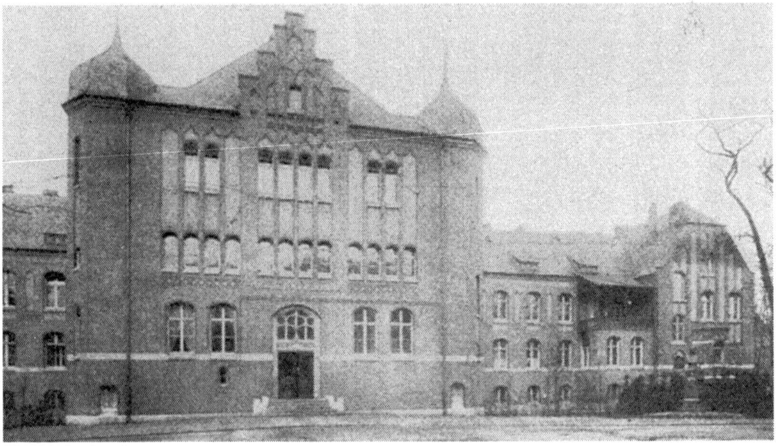

Psychiatrische und Nervenklinik der Charité nach Eröffnung 1905

Doctor honoris causa, es folgte die Professur extraordinarius. Zehn Jahre später erhielt er die Berufung zum Leiter des Universitätsreferates im Preußischen Kultusministerium in Berlin. In den Jahren 1882–1908 erfolgten unter seiner Amtsführung umfangreiche Gründungen, Neubauten und Sanierungen von medizinischen Einrichtungen auf dem Gelände der Charité. Am 14. April 1905 wurde als eine der letzten Einrichtungen die Psychiatrische und Nervenklinik der Charité mit 200 Betten eröffnet.

1928 gab der Geheime Regierungsrat Ernst Pütter, Verwaltungsdirektor der Charité, das Buch „Erinnerungen an die Charité in Berlin" heraus. Ein Jahr später wurde er in den Ruhestand versetzt. Es war die Zeit der „goldenen" zwanziger Jahre mit wirtschaftlicher Konjunktur nach dem Ersten Weltkrieg mit Revolution, Inflation und sozialen Umwälzungen.

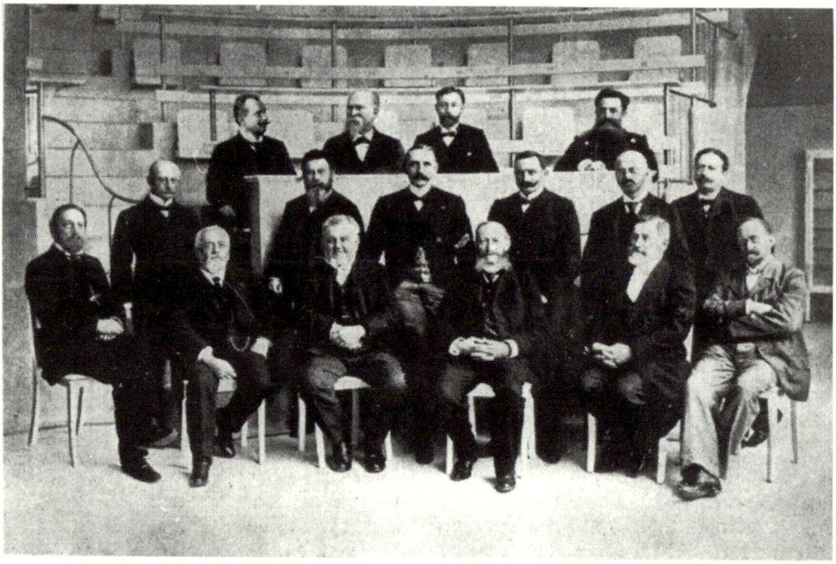

Charité im Herbſt 1904
v. Leyden, Heubner, Exc. Althoff, Senator, B. Fränkel, Orth
Brieger, Kraus, Paſſow, Pütter, Leſſer, Ziehen
Bumm, König, Greeff, Köhler

Direktoren der Charité-Kliniken

Pütter, am 21. Januar 1864 in Greifswald geboren, wurde am 15. Februar 1904 zum Verwaltungsdirektor der Charité ernannt. Das Foto „Charité im Herbst 1904" dokumentiert Pütter inmitten der Professoren, „welche als Direktoren der Charitékliniken im Herbst 1904 in der Charité tätig waren". Es handelt sich um:

Ernst von Leyden (1832–1910). Professor für Innere Medizin und Direktor der I. Medizinischen Klinik der Charité von 1885 bis 1907.
Johann Otto Leonhard Heubner (1843–1926). Professor für Kinderheilkunde, Geheimer Medizinalrat, Direktor der Kinderklinik von 1894 bis 1913.
Ministerialdirektor **Friedrich Althoff** (1839–1908).
Hermann Senator (1834–1911). 1875 außerordentlicher Professor; 1889 Leiter der inneren Nebenabteilung der Charité, die zur III. Medizinischen Klinik wurde.
Bernhard Fränkel (1836–1911). Professor für Hals- und Nasen-Kranke, 1887 bis 1911 Leitung der Universitätspoliklinik in der Luisenstraße 59.
Johannes Orth (1847–1917). Geheimer Medizinalrat, Direktor des Pathologischen Instituts von 1902 bis 1917.
Ludwig Brieger (1849–1919). Außerordentlicher Professor für Innere Medizin, Geheimer Medizinalrat, Direktor der Poliklinik für Physiotherapie in der Monbijoustraße 2 von 1901 bis 1919.
Friedrich Kraus (1858–1936). Professor, Direktor der II. Medizinischen Klinik von 1902 bis 1927.
Adolf K. Passow (1859–1926). Geheimer Medizinalrat, Professor, dirigierender Arzt der Klinik für Ohrenkrankheiten von 1902 bis 1911.
Ernst Pütter (1864–1942). Geheimer Regierungsrat, Verwaltungsdirektor von 1904 bis 1929.
Edmund Lesser (1852–1918). Professor, Geheimer Medizinalrat, dirigierender Arzt der Klinik für Haut- und Geschlechtskrankheiten von 1897 bis 1916.
Theodor Ziehen (1862–1950). Direktor der Psychiatrischen und Nervenklinik von 1904 bis 1912.
Ernst Bumm (1858–1925). Professor, Direktor der Frauenklinik von 1904 bis 1910.
Franz König (1832–1910). Chirurgie von 1895 bis 1905.
Carl Richard Greeff (1862–1938). Professor, dirigierender Arzt der Augenklinik von 1897 bis 1927.
Albert Köhler (1850–1936). Professor und Generaloberarzt Chirurgische Klinik von 1895 bis 1904.

Im Vorwort seines Buches schreibt Pütter: „Am 1. Januar 1927 bestand die Charité zwei Jahrhunderte; sie ist als Wahrzeichen der Nächstenliebe für des Volkes und des Heeres Gesundheit geschaffen und sollte zugleich eine Hochschule für die wissenschaftliche und praktische Ausbildung der Ärzte sein." An anderer Stelle: „Mit dem 20. Jahrhundert setzte eine Erneuerung der Charité ein, es war das Verdienst Friedrich Althoffs, dem inneren hohen Wert der Charité die ihr gebührende äußere Form zu verleihen." Pütter beschreibt in seinen „Erinnerungen" alle Kliniken der Charité, die Apotheke, die Charitékirche, Charitéküche, das Waschhaus.

Pütter erarbeitete sich in seiner 25-jährigen Amtszeit auch besondere Verdienste um die Gründung von Fürsorgestellen für Lungen- und Krebskranke. 1909 schuf er eine Sprechstunde für Alkoholkranke in der Nervenklinik.

Seine Beiträge über die Kliniken wurden mit einem Foto der Mitarbeiter - zumeist vom Wintersemester 1926/27 - im jeweiligen Hörsaal mit Namensnennung, so auch von der „Nerven- und Psychiatrischen Klinik", umrahmt. Es handelt sich um eine einmalige Charité-Dokumentation, die in ihrer Art nie wieder erstellt wurde.

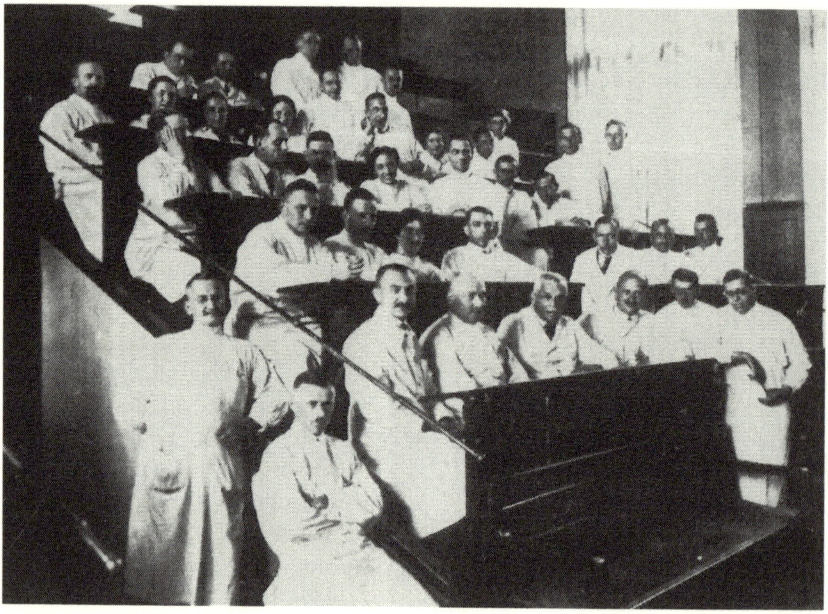

Mitarbeiter der Psychiatrischen und Nervenklinik. Wintersemester 1926/27
Prof. Dr. Seelert, Pof. Dr. Kramer, Geh. K. Bonhoeffer, Direktor, Dr. Steenaerts, Dr. Hausdorf, Dr. v. Versen, Dr. Berkenau, Dr. Albrecht, Frl. Dr. Haber, Dr. Jossmann, Dr. Pohlisch, Dr. Kipp, Dr. Suckow, Dr. Thiele, Dr. Zutt, Dr. Fries, Frl. Dr. Vowinkel, Dr. Heidenhein, Dr. Günther, Dr. Schwarz, Dr. Levy, –, –, –, Prof. Dr. Creutzfeldt, Dr. Kraft, –, –, –, Dr. Roggenbau, –, Dr. Schulte

Unter dem Direktorat von Karl Bonhoeffer wurden 1932 nochmals Mitarbeiter der Psychiatrischen und Nervenklinik im Hörsaal fotografiert. Einige von Ihnen finden sich auch auf dem Foto von 1926/27.
Das Foto von 1932 zeigt nicht alle der damals aktuell in der Klinik tätigen Ärztinnen und Ärzte. Es ist auch nicht bekannt, wer dieses Foto veranlasste. Auf der

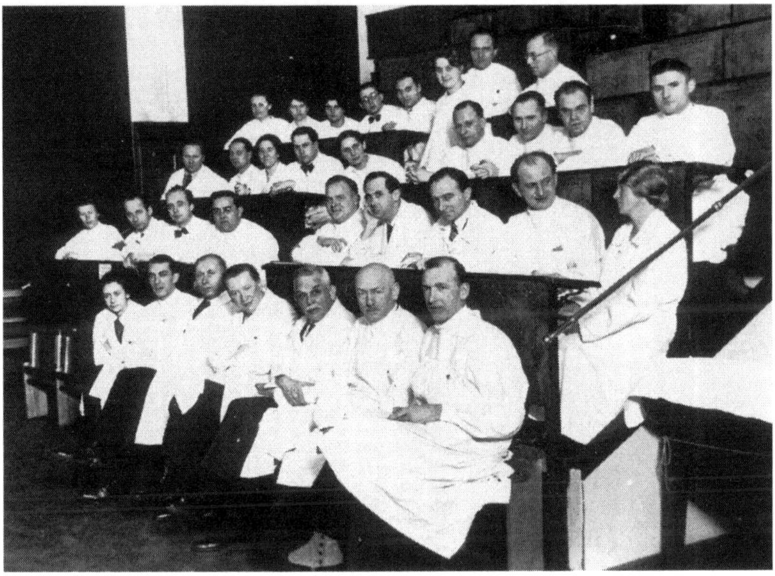

Karl Bonhoeffer und Mitarbeiter im Hörsaal der
Psychiatrischen und Nervenklinik der Charité (Januar 1932)

Vordere Reihe von l. nach r.: Herta Seidemann, Paul Jossmann, Kurt Pohlisch, Rudolf Thiele, Karl Bonhoeffer, Franz Kramer, Hans Gerhard Creutzfeldt

2. Reihe von l.: –, Kurt Albrecht, Jürg Zutt, Gustav Donalies, Arno Kipp, Hanns Schwarz, –, Heinrich Schulte, Ruth von der Leyen

3. Reihe von l.: –, –, –, Hans Pollnow, –, –, –, Fred Quadfasel, –

Letzte Reihe rechts: Wilhelm Burlage, Heinrich Christel Roggenbau (mit Brille).

Rückseite finden sich handschriftlich Bezeichnungen zu den einzelnen Personen. Nicht alle konnten identifiziert werden. Der Sohn des auf dem Foto in der zweiten Reihe abgebildeten Gustav Donalies, der Nervenarzt Christian Donalies (1933–2020), schenkte dem Autor dieses Foto, der es erstmals in seiner Biografie über Karl Bonhoeffer 1990 veröffentlichte. Biografische Angaben zu einigen Mitarbeitern finden sich in unterschiedlichem Umfang an verschiedenen Stellen historischer Abhandlungen. Eine Zusammenschau liegt bislang nicht vor. „Das Foto" und die dort abgebildeten Personen mit ihren unterschiedlichen Lebensläufen mögen den Geist der Wissenschaft unter Bonhoeffer in der Charité, bevor der Ungeist der Nazizeit über alle hereinbricht, dokumentieren.

Der Weg des Karl Bonhoeffer

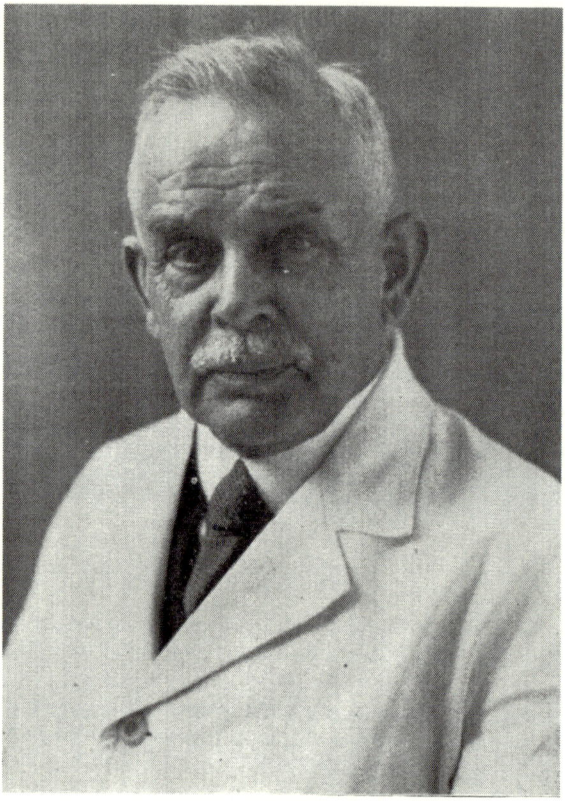

Karl Bonhoeffer 1932

Karl Ludwig Bonhoeffer wurde am 31. März 1868 geboren, hatte gerade seinen 44. Geburtstag begangen, als ihm zum 1. April 1912 das Amt des Direktors der Klinik für psychische und Nervenkrankheiten und der Poliklinik für Nervenkrankheiten sowie des dirigierenden Arztes der Abteilung für Gemüts- und Nervenkrankheiten an der Königlichen Charité der Friedrich-Wilhelms-Universität zu Berlin übertragen wurde. Umzugsbedingt konnte er sein Amt erst Mitte April antreten. Die zehn Köpfe umfassende Familie kam aus Breslau und zog in die Brückenallee 5 im Tiergarten. Seit 1904 war Bonhoeffer Direktor der „Königlichen Universitäts-Poliklinik für Nervenkranke“ in Breslau. Er hatte das Amt von seinem Lehrer Carl Wernicke (1844–1905) übernommen. Zwei seiner Mitarbeiter in Breslau, Paul Schröder (1873–1941) und Franz Kramer (1878–1967), folgten ihm an die Charité. Schröder blieb nicht lange, er wurde zum 11. Dezember 1912 als Direktor der Greifswalder Klinik berufen.

Zur Zeit der Erstellung des Fotos 1932 waren 20 Jahre Psychiatrische und Nervenklinik der Charité vergangen. „Bonhoeffer", so Zutt im Nachruf auf Heinrich Scheller (1901–1972), „waltete souverän mit wissenschaftlicher Gesinnung." ... „Es herrschte unter uns allen einfach Liebe zur Sache. Diese ist ja auch die Grundlage wahrhaft unvoreingenommener empirischer Forschung." ... „Der ganze Ablauf unseres Kliniklebens hatte etwas Natürliches, Selbstverständliches." ... „Es war im Ganzen eine glückliche Zeit. Sie ging zu Ende. An einem sonnigen Frühlingsvormittag des Jahres 1933 schlenderten wir beide sorgenvoll und nachdenklich durch die Charitéwege und sahen, auf welchen Kliniken die Hakenkreuzfahne gehisst war. Immer mehr wurde unser Friede bedrängt und auch gestört von ideologischer Einseitigkeit und politischem Fanatismus." Scheller, ab 1. Oktober 1925 in der Psychiatrischen und Nervenklinik der Charité, war mit Herta Seidemann, die ab dem 19. September 1927 dort tätig war, befreundet. Beide hatten 1932 in der von Bonhoeffer herausgegebenen Monatsschrift für Psychiatrie und Neurologie „Zur Frage der optisch-räumlichen Agnosie" publiziert. Seidemann stand als erste Frau an, bei Bonhoeffer zu habilitieren. 1933 musste sie die Klinik verlassen, sie war Jüdin. Und so erging es weiteren Mitarbeitern. Für sie setzte sich Bonhoeffer mit Empfehlungsschreiben oder Schreiben an Behörden ein. Ohnehin führte Bonhoeffer Zeit seines Lebens einen umfangreichen Schriftverkehr! Er schrieb für Herta Seidemann ebenso wie für Hans Pollnow, Fredy Quadfasel, Franz Kramer, Paul Jossmann, Erwin Straus und andere. In den Jahren seines Direktorats von 1912 bis 1938 waren 30 der Mitarbeiter jüdischen Glaubens. Für sie galt das „Gesetz zur Wiederherstellung des Berufsbeamtentums" vom 7. April 1933, in § 3 der „Arierparagraph". Er regelte die Entlassung von Beamten „nichtarischer" Abstammung. Weitere Durchführungsverordnungen folgten. Man galt als „nichtarisch", wenn man von einem jüdischen Großelternteil abstammte. Nach der am 13. Dezember 1934 eingeführten Reichshabilitationsordnung erfolgte eine Trennung von Habilitation und Dozentur – eine Trennung, die den weiteren Lebensweg des Einzelnen, wenn er es bis dahin geschafft hatte, enorm beeinflusste. Es gab Ausnahmeregelungen, die einen zeitlich begrenzten Schutz von jüdischen Mitarbeitern nach sich zogen. Für ehemalige „Frontkämpfer" im Ersten Weltkrieg traf dies zu. Bonhoeffer nutzte diese Möglichkeiten – am Ende ohne nachhaltigen Erfolg, zumal nach der „Ersten Verordnung zum Reichsbürgergesetz" vom 14. November 1935 auch jüdische „Frontkämpfer" aus dem Staatsdienst entlassen werden mussten.

Wie sich der weitere Lebensweg einzelner betroffener Mitarbeiter in der Bonhoefferschen Nervenklinik gestaltete, konnte bei einigen aufgezeigt werden. Deren Lebenswege sind auch in heutiger Zeit ein lebendiges Beispiel der Auseinandersetzung im nationalsozialistischen Deutschland.

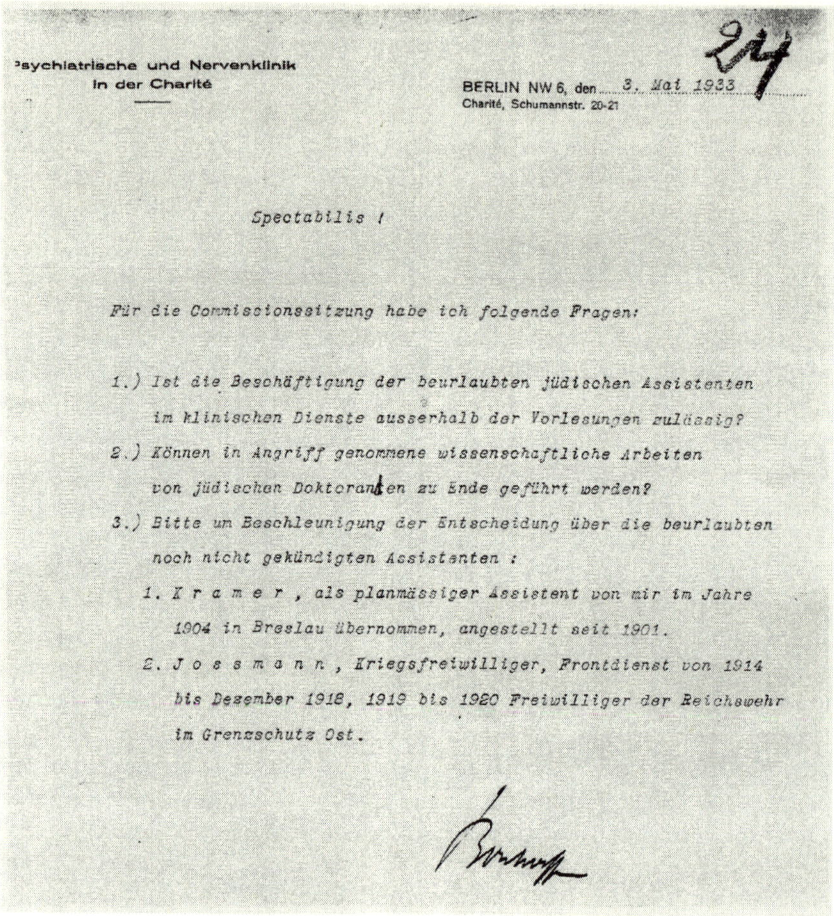

Psychiatrische und Nervenklinik
in der Charité

BERLIN NW 6, den 3. Mai 1933
Charité, Schumannstr. 20-21

Spectabilis !

Für die Commissionssitzung habe ich folgende Fragen:

1.) Ist die Beschäftigung der beurlaubten jüdischen Assistenten im klinischen Dienste ausserhalb der Vorlesungen zulässig?

2.) Können in Angriff genommene wissenschaftliche Arbeiten von jüdischen Doktoranden zu Ende geführt werden?

3.) Bitte um Beschleunigung der Entscheidung über die beurlaubten noch nicht gekündigten Assistenten :

1. K r a m e r , als planmässiger Assistent von mir im Jahre 1904 in Breslau übernommen, angestellt seit 1901.

2. J o s s m a n n , Kriegsfreiwilliger, Frontdienst von 1914 bis Dezember 1918, 1919 bis 1920 Freiwilliger der Reichswehr im Grenzschutz Ost.

Bonhoeffer

Brief Bonhoeffer an den Dekan vom 3. Mai 1933:

Wenn Zutt von „wissenschaftlicher Gesinnung“ schreibt, so ist wohl auch durch die zeitgeschichtlichen Ereignisse ein „wissenschaftlicher Zwiespalt“ erkennbar. 1923 wurde Bonhoeffer vom Ausschuss für Rassenhygiene und Bevölkerungspolitik des Landesgesundheitsrates um ein Gutachten zum Thema „Erblichkeitslehre“ und „Rassenhygiene“ gebeten. Die Veröffentlichung seiner Ansichten „Die Unfruchtbarmachung der geistig Minderwertigen“ am 29. April 1924 führte zu vielfältigen und kontroversen Diskussionen. Dabei war, wie Roelcke ausführt, die „deutsche Sterilisationsgesetzgebung und -praxis … weder zeitlich“ – 1933 bis 1945 – „noch geographisch ein isoliertes Phänomen“. Seit 1905 bestand eine internationale Vereinigung, die in

Berlin gegründete Gesellschaft für Rassenhygiene, die sich mit all den Fragen auseinandersetzte.

Das zusammen mit Zutt erstellte Gutachten „Über den Geisteszustand des Reichstagsbrandstifters Marinus van der Lubbe" wurde 1934 veröffentlicht. Die Autoren diagnostizierten bei van der Lubbe eine „Psychopathie" und folgerten, dass „derartige Individuen nicht als krank zu bezeichnen sind". Sie galten damit als zurechnungsfähig. Van der Lubbe wird zum Tode verurteilt und hingerichtet. Die Öffentlichkeit ist beunruhigt. Der Dietrich-Bonhoeffer-Biograf Eberhard Bethge (1909–2000) schreibt: „Empörte Briefe kamen ins Bonhoeffersche Haus, sogar eine Schmähflugschrift ... der mit lauter Rätseln umgebene und emotional befrachtete Fall belastete ein Jahr lang die Familie."

Am 20. Februar 1934 werden Bonhoeffer und sein Mitarbeiter „Privatdozent Dr. Pohlisch" dem Preußischen Ministerium für Wissenschaft, Kunst und Volksbildung als Mitglied des Erbgesundheitsobergerichts vorgeschlagen, ebenso wie weitere Ordinarien u.a. aus Frankfurt am Main, Bonn, Kiel, Düsseldorf, Breslau. Das „Gesetz zur Verhütung erbkranken Nachwuchses" vom 14. Juli 1933 war von der Reichsregierung in Kraft gesetzt worden. „Angeborener Schwachsinn" wurde ebenso benannt wie „Schizophrenie", „erbliche Blindheit" oder „schwerer Alkoholismus". Bonhoeffer erkannte die Problematik. Er organisierte in seiner Klinik im März 1934 den ersten Kurs über „Die psychiatrischen Aufgaben bei der Ausführung des Gesetzes zur Verhütung erbkranken Nachwuchses". Während Bonhoeffer im Hörsaal seiner Klinik über das „manisch-depressive Irresein" referierte, behandelten Rudolf Thiele den „angeborenen Schwachsinn", Hans Seelert die „Schizophrenie", Heinrich Schulte „erbliche Fallsucht", Kurt Albrecht „heredogenerative Nervenkrankheiten" und Kurt Pohlisch „Alkoholismus". Die Vorträge wurden noch im selben Jahr unter dem Titel „Die psychiatrischen Aufgaben bei der Ausführung des Gesetzes zur Verhütung erbkranken Nachwuchses. Mit einem Anhang: Die Technik der Unfruchtbarmachung" im Verlag S. Karger veröffentlicht. Im März 1936 folgte, von Bonhoeffer organisiert, der 2. erbbiologische Kurs. Und wieder waren es Mitarbeiter der Nervenklinik, die publizierten, wie Jürg Zutt „Was ist schwerer Alkoholismus", W. Betzendahl „Zur Differentialdiagnose der Schizophrenie", H.G. Creutzfeldt „Epilepsie" und auch Bonhoeffer, der einleitend über die „Rückwirkungen des Sterilisationsgesetzes auf die klinische Psychiatrie" referierte und unter dem Titel „Die Erbkrankheiten. Klinische Vorträge im 2. erbbiologischen Kurs" seinen Beitrag verfasste, erschienen bei S. Karger 1936.

Der am 1. April 1890 von Samuel Karger (1836–1935) gegründete Verlag hatte seinen Sitz in der Karlstraße 39 vor den Toren der Charité. Es war der Fachzeitschriften-Verlag in Deutschland. Hier hatten bereits 1897 Carl Wernicke und

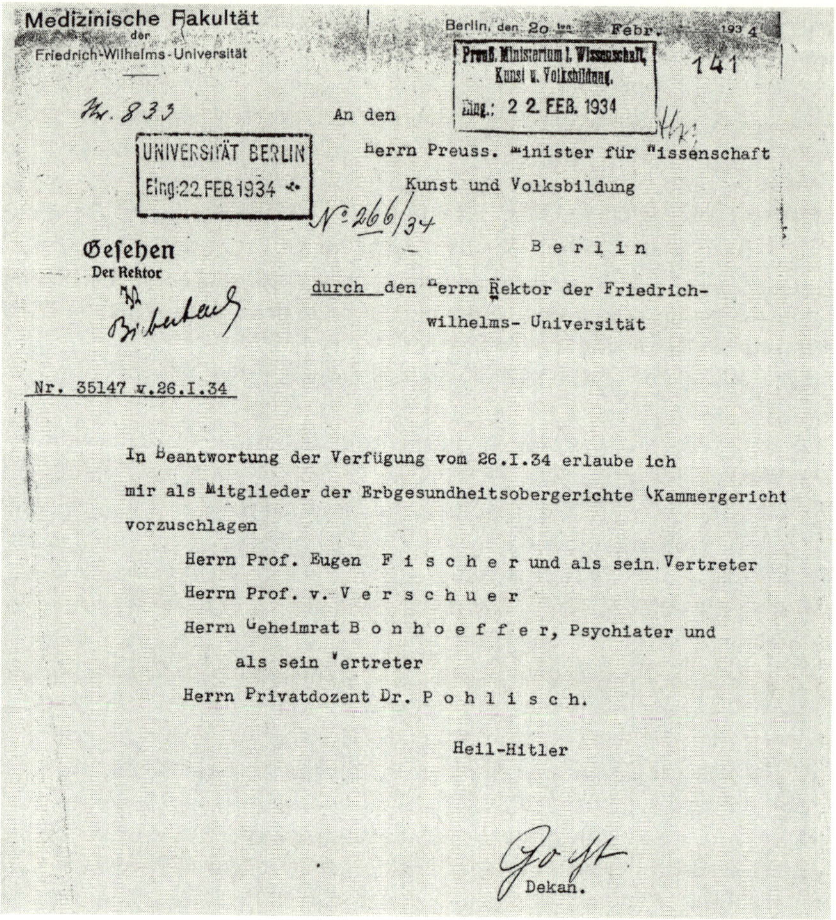

Medizinische Fakultät
der
Friedrich-Wilhelms-Universität

Berlin, den 20 ten Febr. 1934

Preuß. Ministerium f. Wissenschaft, Kunst u. Volksbildung.
Eing.: 22. FEB. 1934

141

Nr. 833

An den

UNIVERSITÄT BERLIN
Eing: 22. FEB. 1934

Herrn Preuss. Minister für Wissenschaft
Kunst und Volksbildung

Nr. 266/34

Gesehen
Der Rektor

Berlin

durch den Herrn Rektor der Friedrich-
wilhelms- Universität

Nr. 35147 v.26.I.34

In Beantwortung der Verfügung vom 26.I.34 erlaube ich
mir als Mitglieder der Erbgesundheitsobergerichte (Kammergericht
vorzuschlagen

Herrn Prof. Eugen F i s c h e r und als sein Vertreter
Herrn Prof. v. V e r s c h u e r
Herrn Geheimrat B o n h o e f f e r, Psychiater und
als sein Vertreter
Herrn Privatdozent Dr. P o h l i s c h.

Heil-Hitler

Dekan.

Vorschlag des Dekans der Medizinischen Fakultät der Friedrich-Wilhelms-Universität vom 20. Februar 1934 als Mitglieder des Erbgesundheitsobergerichts

Theodor Ziehen (1862–1950), Direktor der Nervenklinik der Charité von 1904 bis 1912 und damit Vorgänger von Bonhoeffer, die Zeitschrift „Monatsschrift für Psychiatrie und Neurologie“ gegründet. Ab 1912 war Bonhoeffer alleiniger Herausgeber und enger Vertrauter von Samuel Karger. Eine Vielzahl der Publikationen von Bonhoeffer und seinen Mitarbeitern sowie deren Promotionsschriften erschienen bei S. Karger. Nach dem Tod von Samuel Karger 1935 übernahm dessen Sohn Heinz (1895–1959) den Verlag und verlagerte den Sitz 1937 nach Basel. Am 12. Januar 1938 erklärte das Kultusministerium in einem Geheimerlass: „Nach einer Mitteilung des Präsidenten der Reichsschrifttumskammer ist der Verlag in Basel ein jüdisches Unternehmen und der Vorsitzende

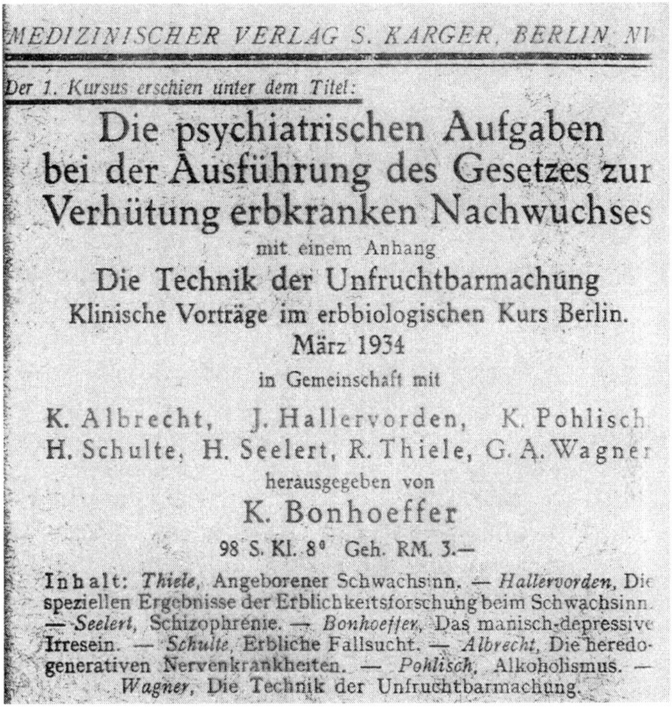

MEDIZINISCHER VERLAG S. KARGER, BERLIN NW

Der 1. Kursus erschien unter dem Titel:

Die psychiatrischen Aufgaben bei der Ausführung des Gesetzes zur Verhütung erbkranken Nachwuchses

mit einem Anhang

Die Technik der Unfruchtbarmachung

Klinische Vorträge im erbbiologischen Kurs Berlin. März 1934

in Gemeinschaft mit

K. Albrecht, J. Hallervorden, K. Pohlisch, H. Schulte, H. Seelert, R. Thiele, G. A. Wagner

herausgegeben von

K. Bonhoeffer

98 S. Kl. 8° Geh. RM. 3.—

Inhalt: *Thiele*, Angeborener Schwachsinn. — *Hallervorden*, Die speziellen Ergebnisse der Erblichkeitsforschung beim Schwachsinn. — *Seelert*, Schizophrenie. — *Bonhoeffer*, Das manisch-depressive Irresein. — *Schulte*, Erbliche Fallsucht. — *Albrecht*, Die heredodegenerativen Nervenkrankheiten. — *Pohlisch*, Alkoholismus. — *Wagner*, Die Technik der Unfruchtbarmachung.

Titelseite des von Bonhoeffer herausgegebenen Buches „Die psychiatrischen Aufgaben bei der Ausführung des Gesetzes zur Verhütung erbkranken Nachwuchses“

dieses Unternehmens ein bekannter Deutschenhetzer. Eine Mitarbeit deutscher Wissenschaftler bei dem genannten Verlag ist daher unerwünscht. Dieser Erlass wird nicht ... veröffentlicht.“ Bonhoeffer beschwerte sich beim Ministerium: Es handele sich um einen angesehenen medizinischen Verlag, von deutschfeindlichen Äußerungen Kargers sei ihm nichts bekannt, er bitte um Überprüfung des Erlasses und werde bis zu einer definitiven Antwort die Zusammenarbeit fortsetzen. Ohne Erfolg, so die Recherche von Gerrens nach Archivunterlagen der Humboldt-Universität zu Berlin: Zum 1. Januar 1939 wurden alle jüdischen Verlage verboten. In der Schweiz wurde Jacob Klaesi (1883–1980) Herausgeber des Verlages. Dessen Habilitationsschrift „Über das Wesen und die Bedeutung der Stereotypien“ wurde 1920 auch von Bonhoeffer als Beiheft seiner Zeitschrift „Monatsschrift für Psychiatrie und Neurologie“ veröffentlicht.

Der angesprochene „wissenschaftliche Zwiespalt“ in der Persönlichkeit Bonhoeffers wird unterstrichen, wenn man seinen „Rückblick auf die Auswirkung und die Handhabung des nationalsozialistischen Sterilisationsgesetzes“ zur

Kenntnis nimmt – eine Publikation von 1949, die im „Nervenarzt" veröffentlicht wurde, ebenso wie sein Beitrag „Führerpersönlichkeit und Massenwahn", ein Manuskript aus dem Jahre 1947, das seine Schüler J. Zutt, E. Straus und H. Scheller aus Anlass seines 100. Geburtstages herausgaben. Bonhoeffers Altersüberlegungen und Ausführungen gingen nach dem Zweiten Weltkrieg manchem nicht weit genug – es gab Kritik! Sie verstärkte sich in den 1980er Jahren. Es ging um Bonhoeffers Rolle bei der Konzeption und Umsetzung des „Gesetzes zur Verhütung erbkranken Nachwuchses" von 1933. Wie fast alle Ordinarien für Psychiatrie in Deutschland war er ab 1934 Beisitzer am Erbgesundheitsobergericht und ab 1938 – schon emeritiert – als Sachverständiger tätig. Das Auftauchen und die Auswertung der in den Wittenauer Heilstätten (seit dem 30. März 1957 in Karl-Bonhoeffer-Nervenklinik umbenannt) gefundenen 54 Gutachten bereits laufender Verfahren zur Sterilisation am Erbgesundheitsgericht Berlin, die zwischen dem 11. Februar 1939 und dem 19. Dezember 1941 erstellt, Bonhoeffer als Gutachter vorgelegt worden waren, führten zu Diskussionen um die Stellung Bonhoeffers in der NS-Zeit. Nachzulesen ist dies in dem von der Arbeitsgruppe zur Erforschung der Geschichte der Karl-Bonhoeffer-Nervenklinik 1988 herausgegebenen Buch „Totgeschwiegen 1933–1945". Als zum 60. Todestag von Karl Bonhoeffer ein Symposium am Ort seiner letzten beruflichen Wirkungsstätte, den Räumlichkeiten der vormaligen Wittenauer Heilanstalten in Berlin-Reinickendorf, stattfand, war auch Klaus von Dohnanyi, geb. am 23. Juni 1928 (Sohn der Bonhoeffer-Tochter Christine * 26. Oktober 1903, † 2. Februar 1965, und Hans von Dohnanyi * 1. Januar 1902, † 9. April. 1945, im KZ Sachsenhausen ermordet) eingeladen. Er setzte sich in seinem Vortrag 2008 mit der medizinhistorischen, vergangenheitspolitischen Debatte, „die in den späteren 1980er Jahren und dann erneut in den 1990er Jahren über Karl Bonhoeffer besonders hier in Berlin geführt wurde", auseinander. Von Dohnanyi: „Für mich gilt: Wir müssen diesen Fragen einerseits unnachsichtig – aber eben auch kenntnisreich – nachgehen. Auch ein untadeliger Familienname darf dem natürlich nicht entgegenstehen. Aber was ich andererseits ebenfalls kritisiere, ist jene leichtfertige Arroganz Nachgeborener, die einen Konflikt, wie Karl Bonhoeffer ihn erfuhr, niemals durchleben mussten." Für den Vortragenden von Dohnanyi ist historische Bildung aber wichtig für historische Urteile. Mögen die Ausführungen über die Lebensläufe der auf dem „Foto" abgebildeten Mitarbeiter von Karl Bonhoeffer hierzu beitragen.

„Das Foto“

Die Lebensläufe der Abgebildeten

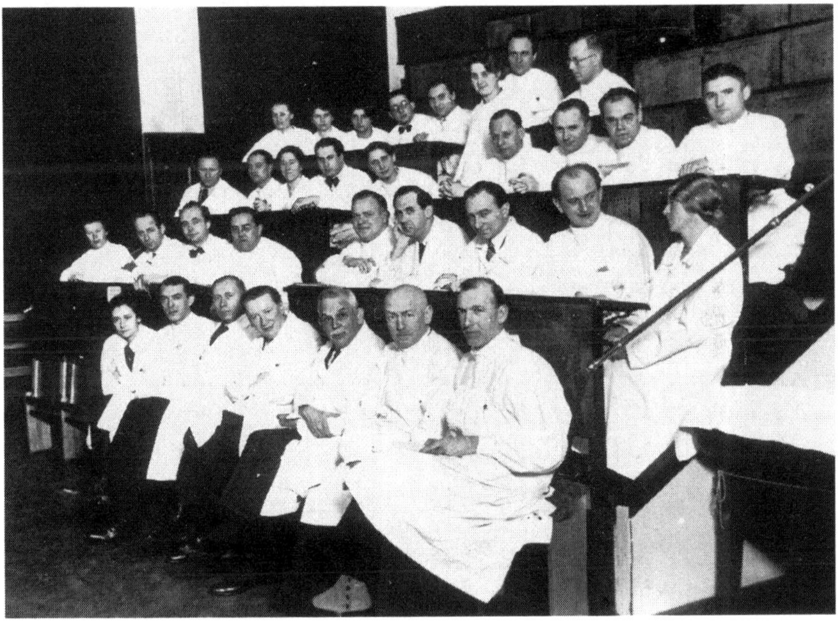

Karl Bonhoeffer und Mitarbeiter im Hörsaal der Psychiatrischen und Nervenklinik der Charité (Januar 1932)

Vordere Reihe von l. nach r.: Herta Seidemann, Paul Jossmann, Kurt Pohlisch, Rudolf Thiele, Karl Bonhoeffer, Franz Kramer, Hans Gerhard Creutzfeldt

2. Reihe von l.: –, Kurt Albrecht, Jürg Zutt, Gustav Donalies, Arno Kipp, Hanns Schwarz, –, Heinrich Schulte, Ruth von der Leyen

3. Reihe von l.: –, –, –, Hans Pollnow, –, –, –, Fred Quadfasel, –

Letzte Reihe rechts: Wilhelm Burlage, Heinrich Christel Roggenbau (mit Brille).

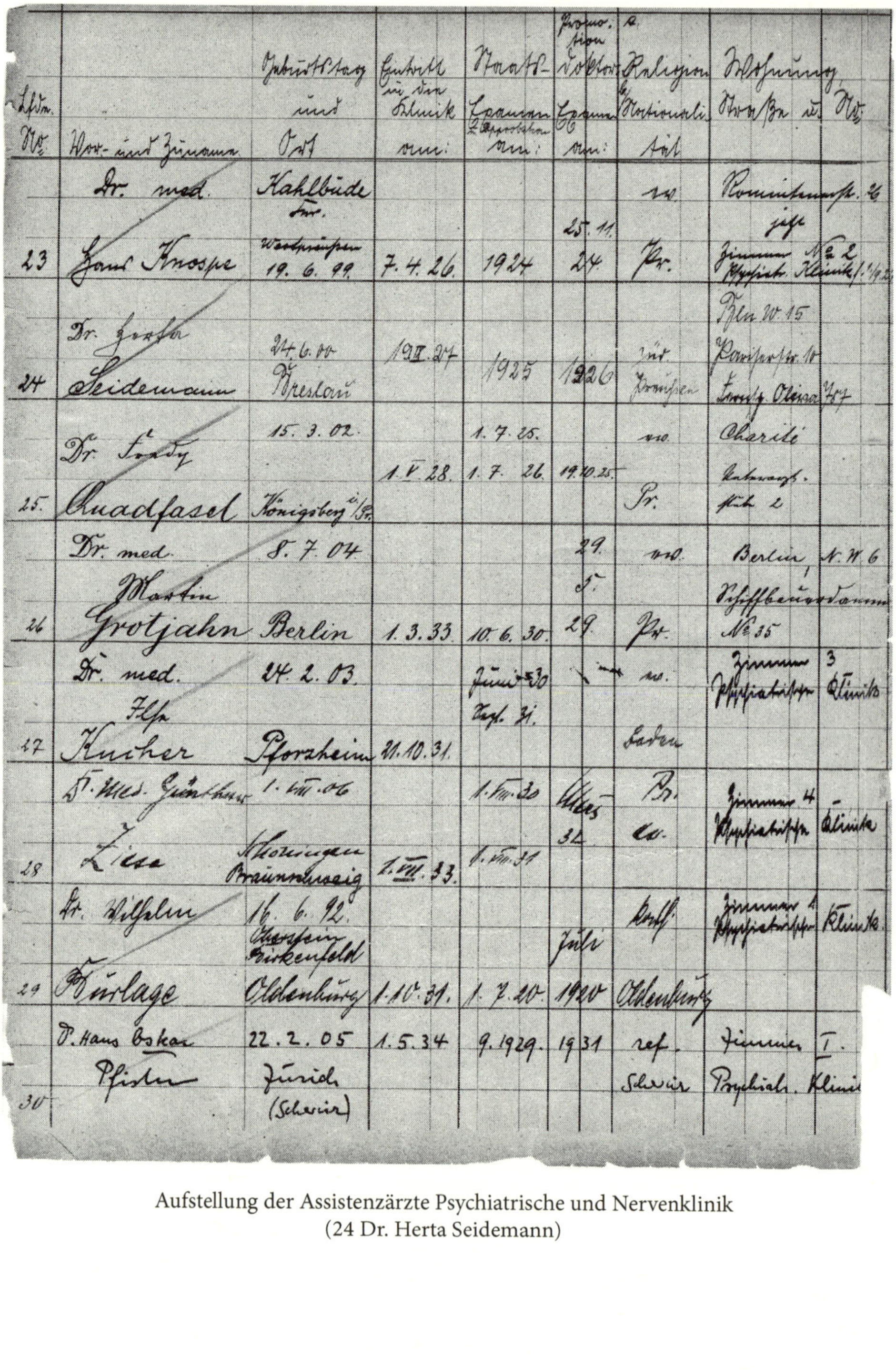

Lfd. Nr.	Vor- und Zuname	Geburtstag und Ort	Eintritt in die Klinik am:	Staats-Examen (Approbation) am:	Promotion Doktor-Examen am:	Religion & Nationalität	Wohnung Straße u. Nr.
23	Dr. med. Hans Knospe	Kahlbude Westpreußen 19. 6. 99.	7. 4. 26.	1924	25. 11. 24	ev. Pr.	Rominterstr. 2c jetzt Zimmer No 2 Psychiatr. Klinik
24	Dr. Herta Seidemann	24. 6. 00 Breslau	19. II. 27	1925	1926	jüd. Preußen	Bln W. 15 Pariserstr. 10 Olivaer Pl. 7
25.	Dr. Fredy Quadfasel	15. 3. 02. Königsberg i/Pr.	1. V. 28.	1. 7. 25. 1. 7. 26.	19. 10. 25.	ev. Pr.	Charité Unterrichtsstr. 2
26	Dr. med. Martin Grotjahn	8. 7. 04 Berlin	1. 3. 33.	10. 6. 30.	29. 5. 29.	ev. Pr.	Berlin, N. W. 6 Schiffbauerdamm No 35
27	Dr. med. Ilse Kucher	24. 2. 03. Pforzheim	21. 10. 31.	Juni 30 Approb. 31.		ev. Baden	Zimmer 3 Psychiatrische Klinik
28	Dr. med. Günther Züsa	1. VIII. 06 Schöningen Braunschweig	1. VIII. 33.	1. VIII. 30 1. VIII. 31	März 32	Pr. ev.	Zimmer 4 Psychiatrische Klinik
29	Dr. Wilhelm Kürlage	16. 6. 92. Oberstein Birkenfeld Oldenburg	1. IV. 31.	1. 7. 20.	Juli 1920	kath. Oldenburg	Zimmer 4 Psychiatrische Klinik
30	Dr. Hans Oskar Pfister	22. 2. 05 Zürich (Schweiz)	1. 5. 34	9. 1929.	1931	ref. Schweiz	Zimmer I. Psychiat. Klinik

Aufstellung der Assistenzärzte Psychiatrische und Nervenklinik
(24 Dr. Herta Seidemann)

Herta Seidemann

* 24. Juni 1900 in Breslau, † 21. März 1984 in New York.
*Ab 19. September 1927 Volontärärztin in der Psychiatrischen und Nervenklinik.
Ab 1. Mai 1932 außerplanmäßige Assistentenstelle von bisher Dr. H. Schwarz,
Entlassung 1933. Ihre Stelle wird ab 1. Juli 1933 von W. Burlage besetzt.*

Herta S. wurde als sechstes Kind des jüdischen Möbelkaufmanns Max Seidemann (1860–1925) und seiner jüdischen Ehefrau Luise Seidemann, geb. Rosenthal in Breslau geboren. Sie war die Jüngste von drei Jungen und zwei Mädchen. Schul- und Gymnasialbesuch in Breslau, Abitur 1918. Mit Nachdruck verfolgte sie ihr Ziel: Studium, und zwar Medizin, an der Breslauer Universität. Ihr besonderes Interesse: Die Psychiatrie. Der Kontakt ab 1921 zum Direktor des Psychiatrischen Instituts in Breslau Robert Wollenberg (1861–1942) war für Herta S. prägend, insbesondere dessen Interesse für die Psychoanalyse. 1925 promovierte sie über Methoden der Feststellung von Merkfähigkeitsstörungen und Gedächtnisstörungen. Im gleichen Jahr starb ihr Vater. Wollenberg schlug Herta S. vor, nach Heidelberg zu gehen, um bei Frieda Reichmann (1889–1957) Psychoanalyse zu lernen, ebenso bei Erich Fromm (1900–1980) und bei August Homburger (1873–1930) Kinderpsychiatrie. Frieda Reichmann war 1924 nach ihrer Ausbildung zur Psychoanalytikerin in Berlin nach Heidelberg gekommen und eröffnete ihr eigenes Sanatorium. Am 16. Juni 1926 heiratete sie dort Erich Fromm. In dem Sanatorium lebte und lernte Herta S. Nach einem Jahr kehrte sie wieder an die Universität nach Breslau zu Wollenberg zurück. Er verfasste ein Empfehlungsschreiben an Bonhoeffer, mit Erfolg. Ab 19. September 1927 ist sie Mitarbeiterin bei Bonhoeffer, der sie wohlwollend empfängt und begleitet. Von allen Mitarbeitern der Nervenklinik wird Heinrich Scheller (1901–1972) Freund und wissenschaftlicher Partner. Neben der Ausbildung in Psychiatrie und Neurologie wird sie bei Hanns Sachs (1881–1947), aus Wien stammend, Lehranalytiker am Berliner Psychoanalytischen Institut, ihre Ausbildung dort auch fortsetzen. Spartanisch arbeitet und lebt sie in einem Zimmer in der Nervenklinik. Von Bonhoeffer unterstützt, strebt sie die Habilitation an. Mit dem Machtantritt der Nazis 1933 muss sie als Jüdin die Klinik verlassen. Bonhoeffer hatte seit den zwanziger Jahren ein Austauschprogramm mit der psychiatrischen Klinik Burghölzli in Zürich unter dem Direktorat von Eugen Bleuler (1857–1930) initiiert. Jeweils für ein Jahr wechselte ein Assistent, dafür ging Herta S. dorthin. Aus einem Jahr wurden drei, eine weitere Verlängerung war nicht mehr möglich. Man schob 1936 Herta S. nach Deutschland ab, wo sie ein Jahr zubrachte; ob in Berlin oder Breslau, ist nicht belegt. Mit Bonhoeffers Unterstützung gelangte sie mit der „Queen Mary" 1938 nach New York. Hier ist sie in der Klinik von Kurt Goldstein (1878–1965) im

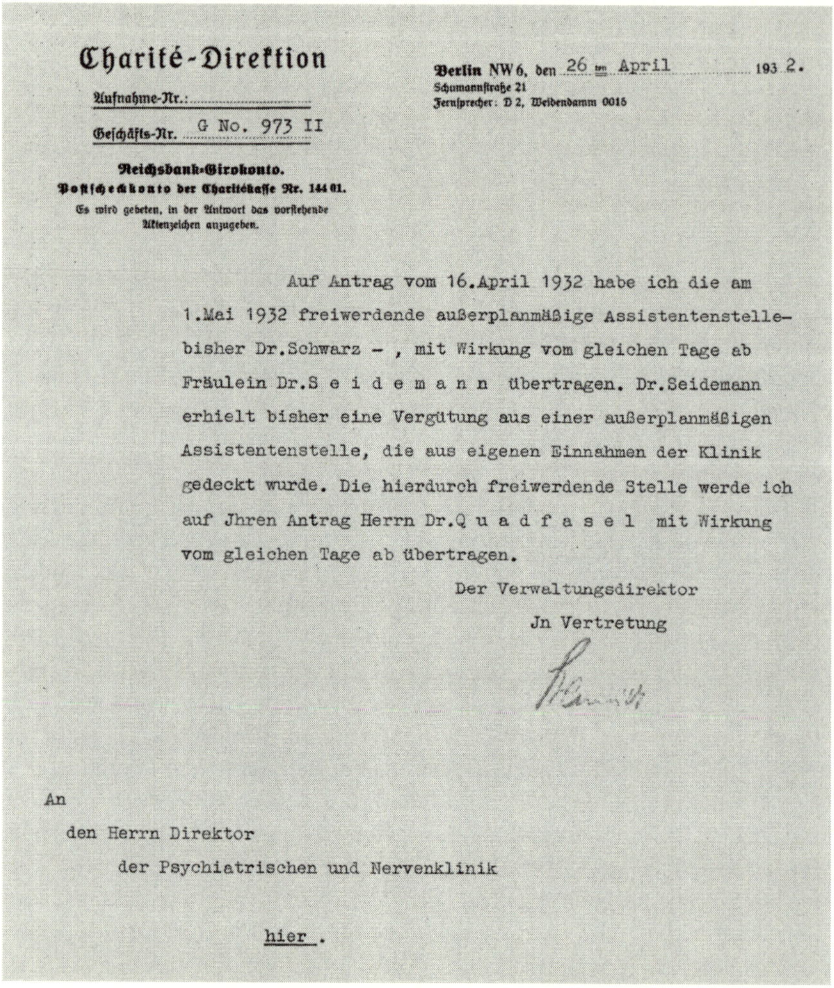

Charité-Direktion

Aufnahme-Nr.:

Geschäfts-Nr. G No. 973 II

Reichsbank-Girokonto.
Postscheckkonto der Charitékasse Nr. 14461.
Es wird gebeten, in der Antwort das vorstehende Aktenzeichen anzugeben.

Berlin NW 6, den 26 ten April 1932.
Schumannstraße 21
Fernsprecher: D 2, Weidendamm 0015

Auf Antrag vom 16.April 1932 habe ich die am 1.Mai 1932 freiwerdende außerplanmäßige Assistentenstelle- bisher Dr.Schwarz - , mit Wirkung vom gleichen Tage ab Fräulein Dr.S e i d e m a n n übertragen. Dr.Seidemann erhielt bisher eine Vergütung aus einer außerplanmäßigen Assistentenstelle, die aus eigenen Einnahmen der Klinik gedeckt wurde. Die hierdurch freiwerdende Stelle werde ich auf Jhren Antrag Herrn Dr.Q u a d f a s e l mit Wirkung vom gleichen Tage ab übertragen.

Der Verwaltungsdirektor
Jn Vertretung

An
den Herrn Direktor
der Psychiatrischen und Nervenklinik

hier .

Brief der Charité-Direktion an Bonhoeffer:
Dr. Seidemann erhält ab 1. Mai 1932 eine außerplanmäßige Assistentenstelle

Montefiore Hospital tätig. 1941 erfährt sie, dass ihre Mutter und ihre Schwester Frieda mit Familie im KZ Auschwitz umgebracht wurden. Ab 1942 führt sie eine Privatpraxis in New York. Ihre Wohnung in 1349 Lexington Avenue wird sie bis zum Lebensende haben. 1943 erhält sie die amerikanische Staatsbürgerschaft. 1948 erste Europareise. Von 1947–1948 existiert ein Schriftverkehr mit Bonhoeffer einschließlich Versand von Care-Paketen. Brief-Kontakte mit Zutt und Eva Burlage. Reisen mit Heinrich Scheller, der die Würzburger Psychiatrische Klinik leitete, nach Italien, Griechenland, Türkei. Im Juni 1975 Lungen-

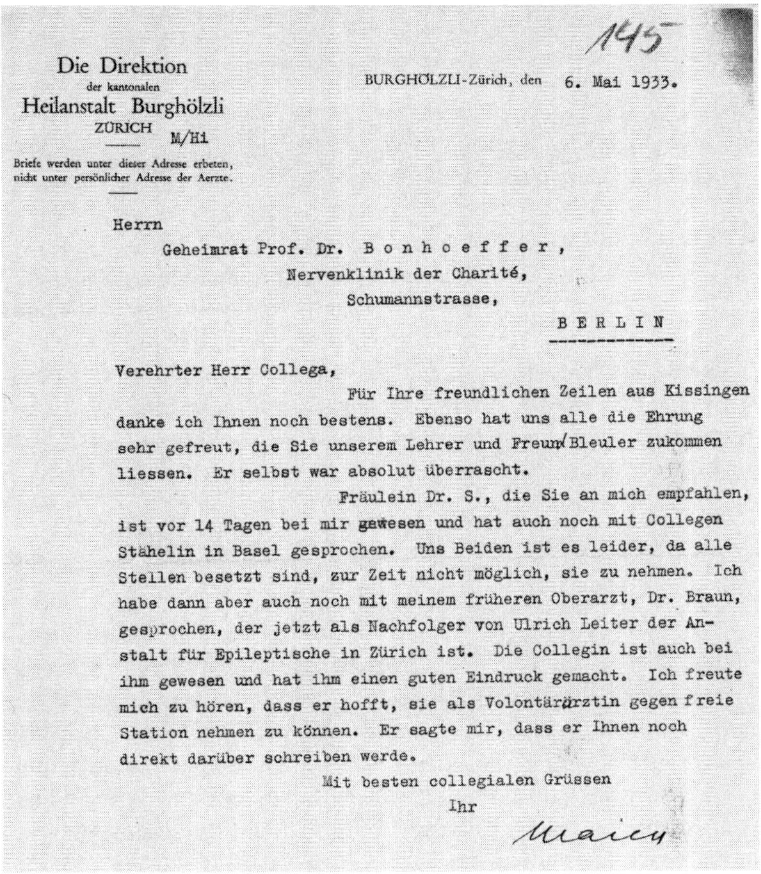
145

Die Direktion
der kantonalen
Heilanstalt Burghölzli
ZÜRICH
M/Hi

Briefe werden unter dieser Adresse erbeten,
nicht unter persönlicher Adresse der Aerzte.

BURGHÖLZLI-Zürich, den 6. Mai 1933.

Herrn
Geheimrat Prof. Dr. B o n h o e f f e r,
Nervenklinik der Charité,
Schumannstrasse,
B E R L I N

Verehrter Herr Collega,

Für Ihre freundlichen Zeilen aus Kissingen danke ich Ihnen noch bestens. Ebenso hat uns alle die Ehrung sehr gefreut, die Sie unserem Lehrer und Freund Bleuler zukommen liessen. Er selbst war absolut überrascht.

Fräulein Dr. S., die Sie an mich empfahlen, ist vor 14 Tagen bei mir gewesen und hat auch noch mit Collegen Stähelin in Basel gesprochen. Uns Beiden ist es leider, da alle Stellen besetzt sind, zur Zeit nicht möglich, sie zu nehmen. Ich habe dann aber auch noch mit meinem früheren Oberarzt, Dr. Braun, gesprochen, der jetzt als Nachfolger von Ulrich Leiter der Anstalt für Epileptische in Zürich ist. Die Collegin ist auch bei ihm gewesen und hat ihm einen guten Eindruck gemacht. Ich freute mich zu hören, dass er hofft, sie als Volontärärztin gegen freie Station nehmen zu können. Er sagte mir, dass er Ihnen noch direkt darüber schreiben werde.

Mit besten collegialen Grüssen
Ihr
Maier

Brief Direktion Burghölzli/Zürich an Bonhoeffer vom 6. Mai 1933:
Anstellung Dr. Herta Seidemann

krebsoperation, 1983 erneut Lungentumor. Tod am 21. März 1984 im Memorial Hospital New York. Begraben auf dem Jüdischen Friedhof in Long Island.

- Focke W: Begegnung. Herta Seidemann. Psychiaterin–Neurologin 1900–1984. Hartung-Gorre Verlag, Konstanz 1986.
- Seidemann H, Scheller H: Zur Frage der optisch-räumlichen Agnosie. Mschr. Psychiat. Neurol. 81 (1932), Heft 3/4.
- Brief vom 26. April 1932 von Charité-Direktion an Prof. Bonhoeffer.
- Brief vom 6. Mai 1933 Direktion Burghölzli an Prof. Bonhoeffer.
- Brief vom 10. Mai 1933 Prof. H. Strauss an Prof. Bonhoeffer. Humboldt-Universität zu Berlin, Archiv-Bestand Nervenklinik Nr. 3.

Paul Bernhard Jossmann

* 31. Oktober 1891 in Breslau, † 18. April 1978 in Boston

Ab 9. Januar 1922 außerplanmäßiger Assistenzarzt in der Psychiatrischen und Nervenklinik bis 31. Januar 1933, vom 1. Februar 1933 bis 31. Dezember 1935 planmäßiger Assistent. Kündigung durch die Charité-Direktion am 14. Dezember 1935.

Jossmanns väterliche Familie war seit 1780 in Breslau beheimatet, seit 1813 als eingebürgerte jüdische Familie mit Bürgerbrief. Gymnasialbesuch und erste Semester Medizinstudium in Breslau. Wegen einer Kyphoskoliose 1913 als untauglich vom Militärdienst zurückgestellt. Ab 8. August 1914 Kriegsfreiwilliger beim „Grn. Reg. 11“, von Oktober 1914 bis November 1918 „im Felde“ (davon zwei Jahre bei der 34. Division, 9. Armee). August 1915 Eisernes Kreuz II. Am 17. Juni 1916 zum Feldhilfsarzt ernannt, nach Demobilmachung Assistenzarzt im Garnisonslazarett Breslau. Staatsexamen 1917, Approbation 1. Februar 1917. 1919 Freiwilliger der Reichswehr, Grenzschutz Ost. Am 19. November 1919 Verleihung des Schlesischen Adlers I. und II. Stufe. Am 5. September 1920 Rot-Kreuz-Medaille 3. Klasse. Am 31. Mai 1920 infolge Heeresverminderung entlassen, bis Januar 1921 beim Heeresabwicklungsamt, Abt. Rücktransport kranker Kriegsgefangener. Promotion zum Dr. med. am 13. Dezember 1920, am 17. Februar 1923 Promotion zum Dr. phil., am 11. Januar 1929 Habilitation an der Friedrich-Wilhelms-Universität zu Berlin für das Fach Neurologie und Psychiatrie. Am 15. Mai 1935 schreibt Bonhoeffer „An den Herrn Minister für Wissenschaft, Erziehung und Volksbildung, zu Händen von Herrn Prof. Dr. Jansen, Berlin. Die Beschäftigungszeit des Privatdocenten Dr. Paul Jossmann läuft am 30.6.35 ab. Obwohl Verträge mit Nichtariern nach Ablauf der Anstellungszeit nicht verlängert werden sollen, bitte ich in diesem speziellen Fall, die Verlängerung des Dr. Jossmann doch noch für die Dauer eines Jahres zu genehmigen, da ein besonders wichtiger Grund für die Beibehaltung vorliegt.“ Bonhoeffer begründet den Abgang von Kramer, Pohlisch, Schulte, Quadfasel, Burlage, die Krankheit von Roggenbau und Kucher, die 98 Gutachten, die von Erbgerichten angefordert wurden. Er verweist auf die fachlichen und wissenschaftlichen Qualitäten von „Docent“ Jossmann. Am 20. Mai 1936 schreibt er ein Zeugnis und am 11. Juli 1938 eine Bitte an einen „Hochverehrten Herrn Collegen“, ihm ein „empfehlendes Wort an einen amerikanischen Collegen mitzugeben.“ Jossmann wandert in die USA aus, ohne eine Stelle angeboten bekommen zu haben. Später arbeitet Jossmann in Boston an der University Medical School und im Veterans Administration neurology service.

•

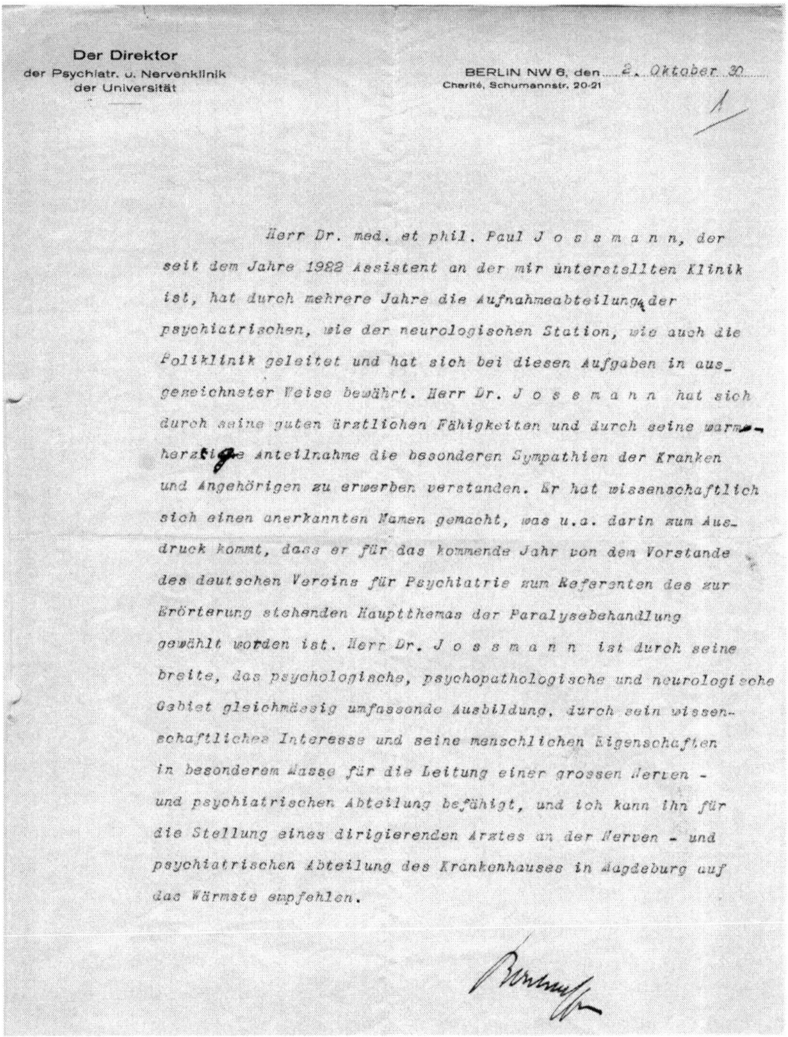

Der Direktor
der Psychiatr. u. Nervenklinik
der Universität

BERLIN NW 6, den 2. Oktober 30
Charité, Schumannstr. 20-21

Herr Dr. med. et phil. Paul J o s s m a n n, der seit dem Jahre 1922 Assistent an der mir unterstellten Klinik ist, hat durch mehrere Jahre die Aufnahmeabteilung der psychiatrischen, wie der neurologischen Station, wie auch die Poliklinik geleitet und hat sich bei diesen Aufgaben in ausgezeichneter Weise bewährt. Herr Dr. J o s s m a n n hat sich durch seine guten ärztlichen Fähigkeiten und durch seine warmherzige Anteilnahme die besonderen Sympathien der Kranken und Angehörigen zu erwerben verstanden. Er hat wissenschaftlich sich einen anerkannten Namen gemacht, was u.a. darin zum Ausdruck kommt, dass er für das kommende Jahr von dem Vorstande des deutschen Vereins für Psychiatrie zum Referenten des zur Erörterung stehenden Hauptthemas der Paralysebehandlung gewählt worden ist. Herr Dr. J o s s m a n n ist durch seine breite, das psychologische, psychopathologische und neurologische Gebiet gleichmässig umfassende Ausbildung, durch sein wissenschaftliches Interesse und seine menschlichen Eigenschaften in besonderem Masse für die Leitung einer grossen Nerven - und psychiatrischen Abteilung befähigt, und ich kann ihn für die Stellung eines dirigierenden Arztes an der Nerven - und psychiatrischen Abteilung des Krankenhauses in Magdeburg auf das Wärmste empfehlen.

Bonhoeffer

Beurteilung Jossmann von Bonhoeffer

Bonhoeffer K, Jossmann P: Ergebnisse der Reiztherapie bei progressiver Paralyse. S. Karger, Berlin 1935.

- Nachruf auf K. Bonhoeffer von P. Jossmann. Amer. J. Psychiat. 106 (1949) 159, und Mschr. Psychiat. Neurol. 118 (1949), 65–68.
- Humboldt-Universität zu Berlin, Archiv-Bestand Nervenklinik Bd. 12 und pag. Brief vom 14.07.1922 vom Preußischen Minister an Charité-Direktion.

Kurt Pohlisch

* 28. März 1893 in Remscheid, † 6. Februar 1955 in Bonn
Ab 25. März 1920 in der Psychiatrischen- und Nervenklinik der Charité, Abgang 31. Oktober 1934.

Pohlisch wurde in Remscheid als Sohn des Chefredakteurs der „Rheinischen Zeitung" geboren. Nach dem Abitur Besuch der Kaiser-Wilhelm-Akademie in Berlin. Ab 1914 „im Felde" bis 1918. Die ersten drei Jahre Truppendienst im Osten, danach Dienst in der Nervenabteilung eines Lazarettes. Bekam hier Kontakt zu Arthur Kronfeld (1886–1941). Durch den Krieg Medizinstudium unterbrochen, daher erst 1920 Staatsexamen, 1920 zu Bonhoeffer an die Nervenklinik. November 1928 Habilitation und Antrag von Bonhoeffer zur Ernennung des „Privatdocenten zum nichtbeamteten außerordentlichen Professor". Habilitationsschrift über Arzneimittelvergiftungen. 1925 erscheint bei S. Karger, Berlin, das Beiheft 29 der Mschr. Psychiat. Neurol. „Der hyperkinetische Symptomenkomplex und seine nosologische Stellung". 1937 „Rauschgifte und Konstitution". Vorlesungen über „Psychopathologie der Giftsuchten, insbesondere des Alkoholismus, Morphinismus und Kokainismus und dessen Bekämpfung mit Krankenvorstellungen" jeweils freitags 16.00–17.00 Uhr im Hörsaal der Nervenklinik.
Oktober 1934 Berufung als Ordinarius für Psychiatrie nach Bonn und in Personalunion Leitung der Provinzial-Heilanstalt und Pflegeanstalt sowie Provinzial-Anstalt für seelisch-abnorme Kinder. Ab Mai 1936 auch Leiter des Provinzial-Instituts für Psychiatrisch-Neurologische Erbforschung zur Erfassung der erbbiologisch Minderwertigen. Pohlisch hatte selbst eine schizophrene Schwester. Er war förderndes Mitglied der SS, 1937 NSDAP. Ab 1939 im Beirat der 1935 gegründeten Gesellschaft Deutscher Neurologen und Psychiater. Ab 30. April 1940 T4–Gutachter, Mitarbeit am NS-Euthanasiegesetz. Oberfeldarzt, Beratender Militärpsychiater im Wehrkreis VI in Bonn. Nach dem Krieg 1945 „entpflichtet", kurz inhaftiert, dann „voll rehabilitiert", Freispruch LG Düsseldorf wegen Beteiligung an Euthanasie am 27. Januar 1950. Übernahm 1952 wieder das Direktorat der Bonner Klinik und denLehrstuhl für Psychiatrie.

- Panse F: Professor Kurt Pohlisch. Nervenarzt 26 (1955), 255–256.
- Pohlisch K, Panse F: Schlafmittelmissbrauch. Thieme, Leipzig 1934.
- Vorlesungen SS 1933: Psychopathologie der Giftsuchten, insbesondere Alkoholismus, Morphinismus und Kokainismus und deren Bekämpfung, mit Krankenvorstellungen für Hörer aller Fakultäten, Dr. Pohlisch, Fr. 16–17.
- Brief von Prof. Bonhoeffer (1930/31) Antrag auf Ernennung des „Privatdocenten Dr. Pohlisch zum nichtbeamteten außerordentlichen Professor".

- Forsbach R: Die Medizinische Fakultät der Universität Bonn im „Dritten Reich". R. Oldenbourg Verlag, München 2006.

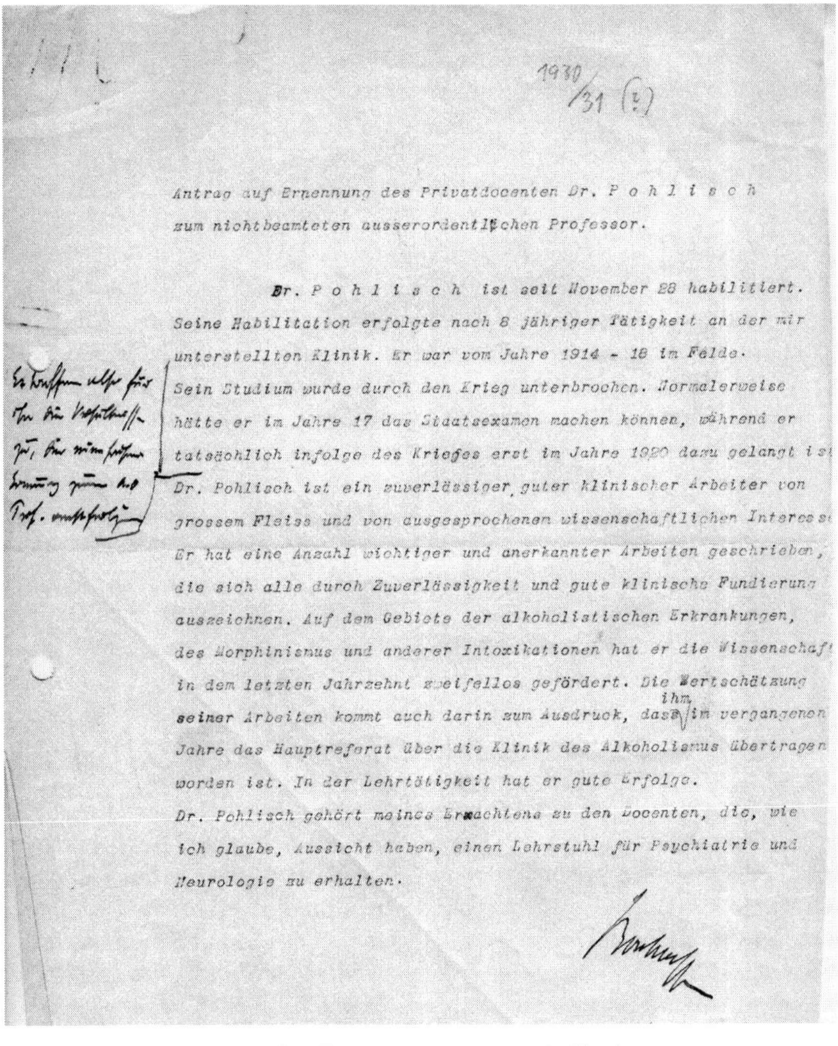

1930/31 (?)

Antrag auf Ernennung des Privatdocenten Dr. P o h l i s c h
zum nichtbeamteten ausserordentlichen Professor.

Dr. P o h l i s c h ist seit November 28 habilitiert. Seine Habilitation erfolgte nach 8 jähriger Tätigkeit an der mir unterstellten Klinik. Er war vom Jahre 1914 - 18 im Felde. Sein Studium wurde durch den Krieg unterbrochen. Normalerweise hätte er im Jahre 17 das Staatsexamen machen können, während er tatsächlich infolge des Krieges erst im Jahre 1920 dazu gelangt ist. Dr. Pohlisch ist ein zuverlässiger, guter klinischer Arbeiter von grossem Fleiss und von ausgesprochenen wissenschaftlichen Interessen. Er hat eine Anzahl wichtiger und anerkannter Arbeiten geschrieben, die sich alle durch Zuverlässigkeit und gute klinische Fundierung auszeichnen. Auf dem Gebiete der alkoholistischen Erkrankungen, des Morphinismus und anderer Intoxikationen hat er die Wissenschaft in dem letzten Jahrzehnt zweifellos gefördert. Die Wertschätzung seiner Arbeiten kommt auch darin zum Ausdruck, dass ihm im vergangenen Jahre das Hauptreferat über die Klinik des Alkoholismus übertragen worden ist. In der Lehrtätigkeit hat er gute Erfolge.
Dr. Pohlisch gehört meines Erachtens zu den Docenten, die, wie ich glaube, Aussicht haben, einen Lehrstuhl für Psychiatrie und Neurologie zu erhalten.

Bonhoeffer

Antrag Bonhoeffer zur Ernennung von Pohlisch zum nichtbeamteten außerordentlichen Professor

Wilhelm Paul Rudolf Thiele (Rudolf Thiele)

* 26. September 1888 in Berlin, † 12. Oktober 1960 in Berlin
Ab 15. August 1920 Dr. med. et phil. in der Psychiatrischen und Nervenklinik der Charité, außerplanmäßiger Assistenzarzt, Einsatz als Stationsarzt der am 15.03.1921 eröffneten Kinderbeobachtungsstation–KBS. Habilitation 1925. Scheidet im Januar 1933 aus der Nervenklinik aus. Ab 1. Mai 1949 ordentlicher Professor für Neurologie und Psychiatrie, Lehrstuhl und Direktor der Nerven- und Poliklinik der Charité.

Als Sohn eines Handwerkers in Berlin geboren. Besuch des Friedrichwerderschen Gymnasiums, Reifeprüfung Oktober 1909. Studium an der Berliner Friedrich-Wilhelms-Universität in Philosophie und Naturwissenschaften, ab Wintersemester 1913 auch Medizin. August 1914 zum philosophischen Doktor promoviert, Kriegsdienst von Januar 1918 bis Januar 1919. November 1920 ärztliche Approbation. Ab 15. August 1920 Psychiatrische und Nervenklinik bei Bonhoeffer als außerplanmäßiger Assistenzarzt. Ab 15. März1921 erster leitender Arzt der Kinderbeobachtungsstation (KBS), enge Zusammenarbeit mit Hans Pollnow, Ruth von der Leyen und Franz Kramer. Ab 1924 psychiatrischer Berater des Heilerziehungs- und heilpädagogischen Erholungsheimes Schloss Kretschendorf bei Fürstenwalde/Spree. 1925 Habilitation bei Bonhoeffer über Residuärzustände nach Encephalitis epidemica. 1929 außerordentlicher Professor. Im Februar 1933 wechselt er als Oberarzt an die Wittenauer Heilstätten, ab 1934 SA. Ab 1935 ärztliche Leitung der Berliner Städtischen Heilanstalt Herzberge. 1937 Mitglied der NSDAP, Januar 1938 Lehrstuhl für Psychiatrie und Neurologie der Universität Greifswald und Direktor der Nervenklinik. Oberfeldarzt, beratender Militärpsychiater im Wehrkreis II Rostock. Gutachter zur Entscheidungsfindung über Zwangssterilisationen. Mitte 1946 verlässt er Greifswald und wird an den Kuranstalten Westend tätig. Am 2. Juli 1947 wird Thiele von der Personalabteilung der Charité als geeigneter Nachfolger für Roggenbau empfohlen. Trotz politischer Belastung wird er am 1. November 1948 wieder in den Hochschuldienst eingestellt. Er übernimmt die Leitung der Nervenpoliklinik der Charité als Professor mit vollem Lehrauftrag. Ab 1. Mai 1949 Direktor der Psychiatrischen und Nervenklinik der Charité bis 1957. Erhält 1956 in Bayreuth die silberne Medaille der Jean-Paul-Gesellschaft, Thiele kannte 64 Bände der gesammelten Werke!

- Thiele R: Zur Kenntnis der psychischen Residuärzustände nach Encephalitis epidemica bei Kindern und Jugendlichen, insbesondere der weiteren Entwicklung dieser Fälle. Mschr. Psychiat. Neurol. Beiheft 36, S. Karger, Berlin 1926, S. 1–100 (Habilitationsschrift).

- Thiele R: Aphasie, Apraxie, Agnosie. In: Bumke O (Hrsg.): Handbuch der Geisteskrankheiten. Springer, Berlin 1928, S. 243–365.
- Thiele R: Sommersemester 1933. Allgemeine Psychiatrie und Krankendemonstrationen. So 10–11.
- Thiele R: Angeborener Schwachsinn. In: Bonhoeffer K (Hrsg.): Die psychiatrischen Aufgaben bei der Ausführung des Gesetzes zur Verhütung erbkranken Nachwuchses. März 1934, S. Karger, Berlin, S. 1–15.
- Müller-Hegemann H: In memoriam Rudolf Thiele. Psychiat. Neurol. Med. Psychol. 13 (1961), 41–42.
- Kumbier E: Kontinuität im gesellschaftlichen Umbruch - Der Psychiater und Hochschullehrer Rudolf Thiele (1888–1960). In: Helmchen H (Hrsg.): Psychiater und Zeitgeist. Zur Geschichte der Psychiatrie in Berlin. Pabst Science Publ. Lengerich 2008, S. 319-332.
- Humboldt-Universität zu Berlin, PK Rudolf Thiele, PA n. 45, UK Personalia-T-32.

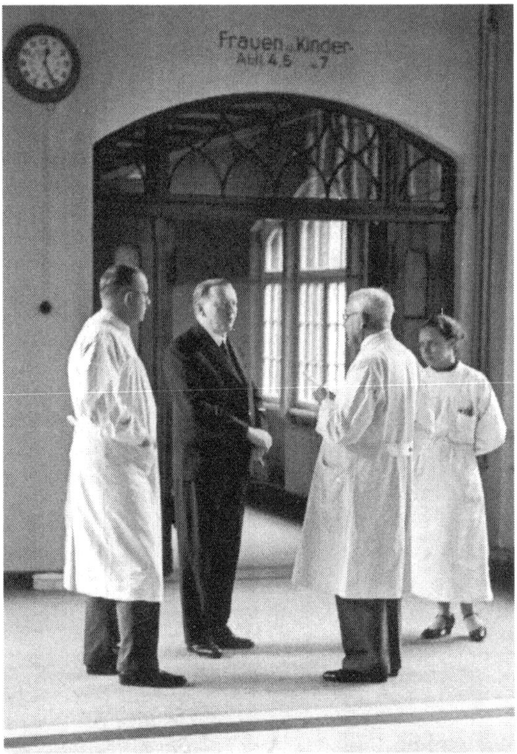

Thiele (dunkler Anzug) und Bonhoeffer mit Assistenten auf dem Weg zur Kinderbeobachtungsstation ins Hinterhaus der Nervenklinik

Karl Ludwig Bonhoeffer

* 31. März 1868 in Neresheim, † 4. Dezember 1948 in Berlin
Ab 1. April 1912 Direktor der Klinik für Psychiatrie und Nervenkrankheiten, der Poliklinik für Nervenkrankheiten sowie dirigierender Arzt der Abteilung für Gemüts- und Nervenkrankheiten der Königlichen Charité der Friedrich-Wilhelms-Universität zu Berlin bis Ende Sommersemester 1938, obwohl nach dem Gesetz zum 1. April 1936 emeritiert. Zum 1. November 1938 trat Bonhoeffers Nachfolger Maximinian de Crinis (29. Mai 1884 in Ehrenhausen/Steiermark–2. Mai 1945 Freitod mit Cyankali bei Stahnsdorf/Berlin) sein Amt an.

Bonhoeffer besuchte die Schule in Heilbronn und Ravensburg von 1874 bis 1878, danach Studium der Medizin ab 1887 in Tübingen, Berlin, München. 1890 Promotion bei dem Tübinger Physiologen Paul Grützner (1847–1919). Durch Vermittlung Grützners, der Carl Wernicke (1848–1905) kannte, war er ab 2. Januar 1893 Assistent an dessen Breslauer Psychiatrischen Klinik. Leitung der Station mit an progressiver Paralyse Erkrankten. Habilitation 1897 „Der Geisteszustand des Alkoholdeliranten. Klinische Untersuchungen", erscheint in Breslau 1897. Übernahme der Leitung der Beobachtungsstation für geisteskranke Gefangene der Stadt Breslau als Privatdozent. Heiratet am 5. März 1898 die am 30. Dezember 1876 in Königsberg geborene Paula von Hase, Tochter des in Breslau tätigen Professors für Theologie Karl Alfred von Hase (1842–1914) und Ehefrau Clara Gräfin von Kalkreuth (1851–1903). Geburt der Kinder Karl-Friedrich (13. Januar 1899–5. Mai 1957), Walter (Siebenmonatskind: 10. Dezember 1899–28. April 1918), Klaus (5. Januar 1901–23. April 1945) und Ursula (21. Mai 1902–7. Oktober 1983) in Breslau. Zum 1. Oktober 1903 wird Bonhoeffer an die Psychiatrische Klinik der Königlich-Preußischen Albertus-Universität in Königsberg und am 26. Oktober 1904 an die Psychiatrische Klinik in Heidelberg als Nachfolger von Emil Kraepelin (1856–1926), der nach München wechselt, berufen. Geburt der Tochter Christine (26. Oktober 1903–2. Februar 1965). Ab 1. Oktober 1904 wird Bonhoeffer Nachfolger von Wernicke an der Psychiatrischen und Nervenklinik in Breslau. Am 4. Februar 1906 Geburt der Zwillinge Dietrich († 9. April 1945) und Sabine († 7. Juli 1999). Geburt von Susanne (22. August 1909–15. Januar 1991). 1910 erscheint das Buch über „Die symptomatischen Psychosen im Gefolge von akuten Infektionen und inneren Erkrankungen", das Hauptwerk über die exogenen Psychosen. Zum 1. April 1912 erfolgt die Berufung des „Geheimen Medizinalrates" an die Berliner Charité. Hier vielfältige Aktivitäten: Vorsitzender des Vereins für Psychiatrie seit 1920, der Berliner Gesellschaft für Psychiatrie und Nervenkrankheiten, Publikationen.

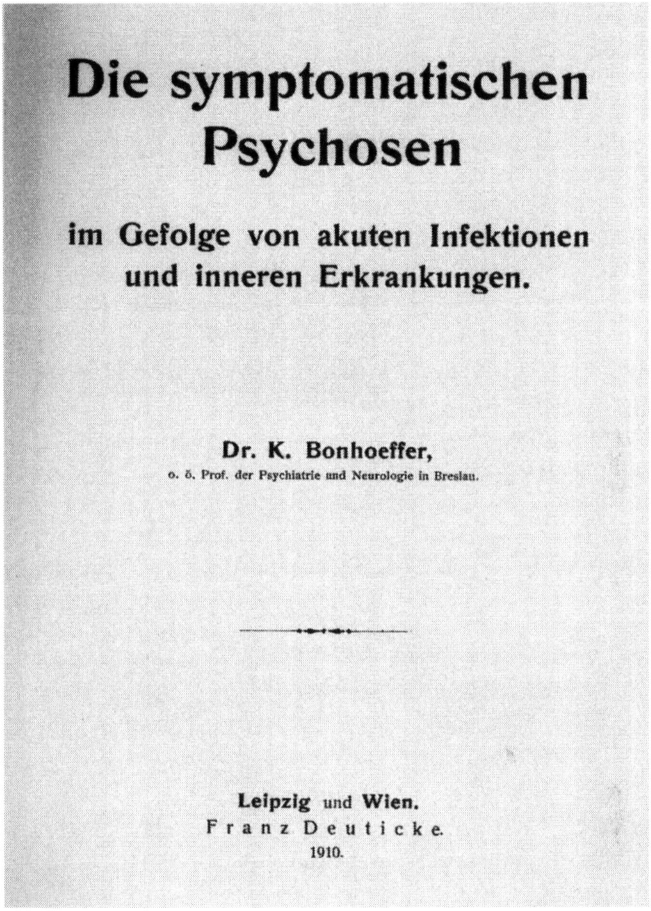

Die symptomatischen Psychosen

im Gefolge von akuten Infektionen und inneren Erkrankungen.

Dr. K. Bonhoeffer,

o. ö. Prof. der Psychiatrie und Neurologie in Breslau.

Leipzig und Wien.

Franz Deuticke.

1910.

Titelseite des Buches „Die symptomatischen Psychosen" von 1910

1921 Eröffnung der Kinderbeobachtungsstation (KBS) an der Klinik. 1935 zwangsweiser Zusammenschluss des Deutschen Vereins für Psychiatrie mit der Gesellschaft Deutscher Nervenärzte zur Gesellschaft Deutscher Neurologen und Psychiater, nunmehr Vorsitzender der „NS-Reichsleiter" Ernst Rüdin (1874–1952). Am 31. März 1943: 75. Geburtstag. Verleihung der Goethe-Medaille. Am 5. April 1943 Verhaftung von Dietrich Bonhoeffer im Haus von Karl Bonhoeffer in der Marienburger Allee 43. Ebenfalls am 5. April 1943 Verhaftung von Hans und Christine (geb. Bonhoeffer) von Dohnanyi. Am 1. Oktober 1943 wird Klaus Bonhoeffer verhaftet und von der SS in der Nacht vom 22. auf den 23. April 1943 in Nähe des Lehrter Bahnhofs in Berlin erschossen.

Am 29. Januar 1946 erfolgte die Bestätigung als ordentlicher Professor an der Medizinischen Fakultät der Universität zu Berlin. Ab April 1946 Tätigkeit in den Wittenauer Heilstätten, der ehemaligen „Irrenanstalt Dalldorf-Wittenau". Am 4. Dezember 1948 plötzlicher Tod. Paula Bonhoeffer stirbt am 1. Februar 1951. Auf dem Waldfriedhof Heerstraße befindet sich das Ehrengrab der Stadt Berlin.

Am 30. März 1957 erfolgte die Umbenennung der Wittenauer Heilstätten in Karl-Bonhoeffer-Nervenklinik. Festrede: Prof. Dr. Zutt. Errichtung einer Stele mit Büste von Karl Bonhoeffer und Namensgebung der U-Bahn-Station Linie U8 und S-Bahn-Station Linie S1/S26. Ab 1980 Verleihung der Karl-Bonhoeffer-Medaille der DDR-Fachgesellschaft für Psychiatrie und Neurologie. 1986 Aufstellung der bronzenen Bonhoeffer-Büste im „Bonhoeffer-Seminarraum" der Nervenklinik der Charité. In dieser Zeit zunehmende kritische Einstellung gegenüber der Person Karl Bonhoeffer, vor allem im Zusammenhang mit seiner Rolle bei der Umsetzung des „Gesetzes zur Verhütung erbkranken Nachwuchses" von 1933. Seine Mitwirkung bei der Bewertung von Gutachten zwischen Februar 1939 und Dezember 1941 führte zu Diskussionen um die Stellung Bonhoeffers in der NS-Zeit. Umbenennung der Wittenauer Klinik in Humboldt-Klinikum und Diebstahl der Büsten in Wittenau und in der Nervenklinik der Charité.

- Bonhoeffer K: Über einige physiologische Eigenschaften dünn- und dickfaseriger Muskeln bei Amphibien. Pflügers Arch. 47 (1890), 125–146 (Promotion).
- Bonhoeffer K: Ein Beitrag zur Localisation der choreatischen Bewegungen. Bonhoeffers erste wissenschaftliche Publikation in der gerade von C. Wernicke und Th. Ziehen gegründeten Monatsschrift für Psychiatrie und Neurologie 1 (1897), 6–41.
- Bonhoeffer K: Die akuten Geisteskranken der Gewohnheitstrinker. Eine klinische Studie. Fischer, Jena 1901.
- Bonhoeffer K: Die exogenen Reaktionstypen. Arch. Psychiat. Nervenkr. 58 (1917), 58–70.
- Brief vom 20. Februar 1934 Dekan an „Preuss. Minister für Wissenschaft".
- Moskopp D, Jäkel D: Karl Bonhoeffer - ein Nervenarzt. Vorträge zum 60. Todestag. Wichern Verlag, Berlin 2009. Darin: Klaus von Dohnanyi: Karl Bonhoeffer zum 60. Todestag, S. 33–41.
- Neumärker KJ: Karl Bonhoeffer. Leben und Werk eines deutschen Psychiaters und Neurologen in seiner Zeit. Hirzel, Leipzig 1990. Springer, Berlin 1990. Karl Bonhoeffer. Biografie. Steffen, Berlin 2017.
- Beddies T: Universitätspsychiatrie im Dritten Reich. Die Nervenklinik der Charité unter Karl Bonhoeffer und Maximinian de Crinis. In: vom Bruch

R, Schaarschmidt R (Hrsg.): Die Berliner Universität in der NS-Zeit. Bd. 2. Stuttgart 2005, S. 55–72.

- Roelcke V: Politische Zwänge und individuelle Handlungsspielräume: Karl Bonhoeffer und Maximinian de Crinis im Kontext der Psychiatrie im Nationalsozialismus. In: Schlagen U, Schleiermacher S: Die Charité im Dritten Reich. Schöningh, Paderborn 2008, S. 67–84.

Franz Max Albert Kramer

* 24. April 1878 in Breslau, † 29. Juni 1967 in Bilthoven (Niederlande)

Ab 1. Mai 1912 in der Psychiatrischen und Nervenklinik, zunächst Nerven-Poliklinik und psychologisches Laboratorium, Nerven-Männerstation und Männer-Poliklinik, Leitung der Kinderbeobachtungsstation (KBS). Ab 1. April 1933 „beurlaubt", Austritt 31. März 1935.

Franz Kramer, Sohn des Kaufmanns Julius Kramer (1844–1891), „israelitisch", und seiner Frau Anna Stolle (geb. 1852), „israelitisch", beide mit Staatsangehörigkeit Preußen. Schuljahre am St. Maria-Magdalena-Gymnasium Breslau von 1884–1896, Erziehung „areligiös". Medizinstudium ab Mai 1896 in Breslau, ärztliche Vorprüfung am 10. Februar 1898. Staatsexamen. Approbation am 14. Februar 1901. Promotion 1902 bei Carl Wernicke, ebenfalls ab 1902 Assistenzarzt bei Wernicke an der „Königlichen Universitäts-Poliklinik für Nervenkranke in Breslau". Trifft hier auf Karl Bonhoeffer, ebenfalls Assistent bei Wernicke, der nach dessen Ausscheiden 1904 die Klinik übernimmt. 1904 dort auch Oberarzt Paul Schröder, der sich 1905 bei Bonhoeffer habilitiert.1907 habilitiert Kramer bei Bonhoeffer. Ab 18. Dezember 1907 Privatdozent, lernt an der Breslauer Fakultät den Chirurgen Ferdinand Sauerbruch (1875–1951) kennen. Ab 12. Juni 1912 Professor an der Königlichen Universität Breslau. Seit 1. April 1912 ist Bonhoeffer Direktor der Nervenklinik der Charité. Kramer und Schröder folgen ihm an die Charité. Franz Kramer ist 1918 Mitbegründer des „Deutschen Vereins zur Fürsorge für jugendliche Psychopathen", bis 1933 Vorstandsmitglied. Während des Ersten Weltkrieges fachärztlicher Berater des III. Armeekorps. Am 21. Januar 1918 Rote Kreuzmedaille 3. Klasse. Ab 31. August 1921 außerordentlicher Professor. Vorstandsmitglied der Berliner Gesellschaft für Psychiatrie und Nervenkrankheiten, deren 1. Vorsitzender vom 8. Februar 1932 bis 23. Dezember 1933.

Am 9. Oktober 1924 Eheschließung mit der am 25. Februar 1896 in Breslau geborenen Luise Emma Josefine Scheffels. Am 28. August 1925 Geburt der Tochter Gabriele Anna Luise, am 17. Oktober 1928 Geburt des Sohnes Karl Ulrich Kramer, Taufpate und Namensgeber: „Geheimrat Prof. Dr. Karl Bonhoeffer". Wohnung in Berlin zunächst Victoriastr. 28 (Charlottenburg), nach Heirat Budapester Str. 13, ab 1931 komfortable Wohnung und Privatpraxis Burggrafenstr. 17 (Charlottenburg). Neben klinischer Tätigkeit und Stellvertretung K. Bonhoeffers umfangreiche Publikationstätigkeit, Vorlesungen, Tätigkeit in Vormundschafts- und Jugendgerichtsverfahren.

Entziehung der Lehrbefugnis mit Schreiben vom 23. November 1933 nach dem Gesetz zur Wiederherstellung des Berufsbeamtentums vom 7. April 1933. Unterstützung von Bonhoeffer und Sauerbruch.

Am 3. August 1938 konnte Kramer Deutschland verlassen, seine „arische“ Ehefrau und die beiden Kinder folgten kurz nach der Reichsprogromnacht im November 1938 nach Utrecht. Kramer legte sein Arztexamen für die Niederlande am 1. April 1940 ab, konnte mit Judenstern bei Henricus Cornelius Rümke (1893–1967), Nervenarzt in Amsterdam, arbeiten. Nach Kriegsende lehnte er 1947 einen Ruf nach Jena ab, arbeitete in den Niederlanden und publizierte. 1957 stirbt seine Frau.

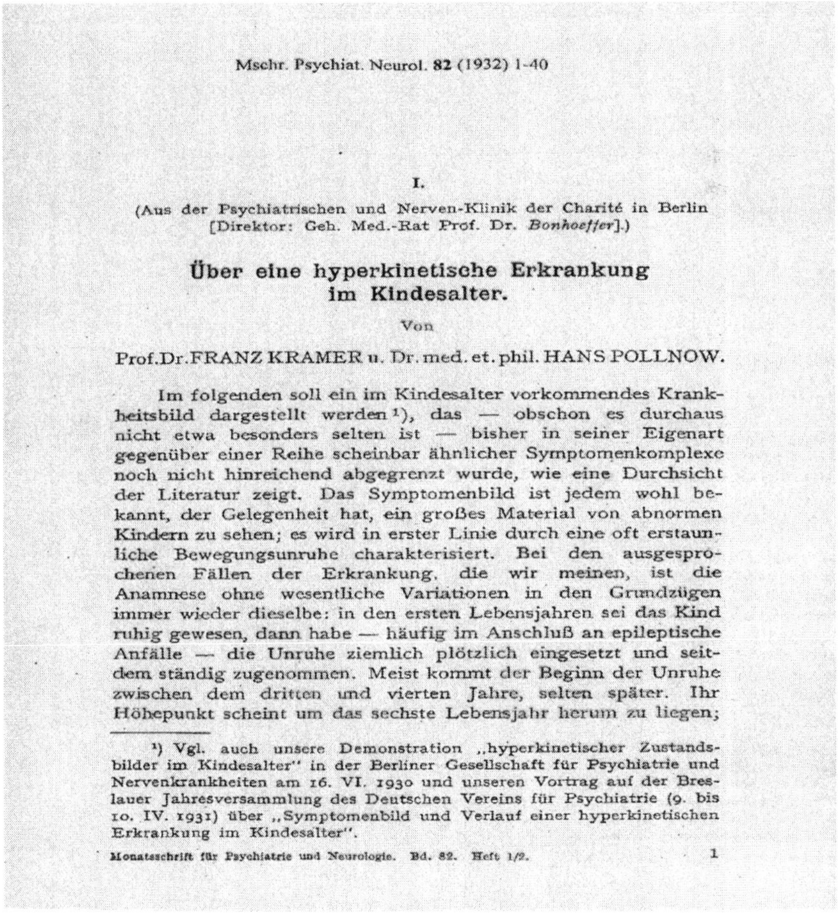

Mschr. Psychiat. Neurol. **82** (1932) 1-40

I.

(Aus der Psychiatrischen und Nerven-Klinik der Charité in Berlin [Direktor: Geh. Med.-Rat Prof. Dr. *Bonhoeffer*].)

Über eine hyperkinetische Erkrankung im Kindesalter.

Von

Prof. Dr. FRANZ KRAMER u. Dr. med. et. phil. HANS POLLNOW.

Im folgenden soll ein im Kindesalter vorkommendes Krankheitsbild dargestellt werden[1]), das — obschon es durchaus nicht etwa besonders selten ist — bisher in seiner Eigenart gegenüber einer Reihe scheinbar ähnlicher Symptomenkomplexe noch nicht hinreichend abgegrenzt wurde, wie eine Durchsicht der Literatur zeigt. Das Symptomenbild ist jedem wohl bekannt, der Gelegenheit hat, ein großes Material von abnormen Kindern zu sehen; es wird in erster Linie durch eine oft erstaunliche Bewegungsunruhe charakterisiert. Bei den ausgesprochenen Fällen der Erkrankung, die wir meinen, ist die Anamnese ohne wesentliche Variationen in den Grundzügen immer wieder dieselbe: in den ersten Lebensjahren sei das Kind ruhig gewesen, dann habe — häufig im Anschluß an epileptische Anfälle — die Unruhe ziemlich plötzlich eingesetzt und seitdem ständig zugenommen. Meist kommt der Beginn der Unruhe zwischen dem dritten und vierten Jahre, selten später. Ihr Höhepunkt scheint um das sechste Lebensjahr herum zu liegen;

[1]) Vgl. auch unsere Demonstration „hyperkinetischer Zustandsbilder im Kindesalter" in der Berliner Gesellschaft für Psychiatrie und Nervenkrankheiten am 16. VI. 1930 und unseren Vortrag auf der Breslauer Jahresversammlung des Deutschen Vereins für Psychiatrie (9. bis 10. IV. 1931) über „Symptomenbild und Verlauf einer hyperkinetischen Erkrankung im Kindesalter".

Monatsschrift für Psychiatrie und Neurologie. Bd. 82. Heft 1/2. 1

Titelseite der Publikation von 1932 über eine hyperkinetische Erkrankung im Kindesalter

Kramer F: Sommersemester 1933: Praktischer Kurs der Diagnostik der Nervenkrankheiten einschl. Elektrodiagnostik. So 11–12½.
Kramer F: Psychopathologie des Kindesalters mit Krankenvorstellungen. Mi 18–19.
Kramer F: Kriminalität und Verwahrlosung im Jugendalter vom Standpunkte der Psychiatrie mit Demonstrationen. Mi 19–20.
Neumärker KJ: Leben und Werk von Franz Max Albert Kramer (24.04.1878–29.06.1967) und Hans Pollnow (07.03.1902–21.10.1943). In: Rothenberger A, Neumärker KJ: Wissenschaftsgeschichte der ADHS–Kramer - Pollnow im Spiegel der Zeit. Steinkopff Verlag, Darmstadt 2005, S. 79-118. Hier auch komplettes Veröffentlichungsverzeichnis von Franz Kramer.

Hans Gerhard Creutzfeldt

* 2. Juni 1885 in Harburg an der Süderelbe, † 30. Dezember 1964 in München
Ab 1. Oktober 1924 Volontärassistent in der Psychiatrischen und Nervenklinik der Charité, leitete die „Histopathologische Abteilung". Auf Antrag Bonhoeffers im Oktober 1925 zum nichtbeamteten außerordentlichen Professor vorgeschlagen, Realität ab 1. Januar 1926, ab 1. Oktober 1927 planmäßig Oberassistenzarzt. Zwischen 1932 und 1934 bestimmte Bonhoeffer ihn zum Stellvertreter des Klinikdirektors. Mit der Emeritierung Bonhoeffers scheidet Creutzfeldt am 1. April 1938 aus.

Ältester Sohn des in Harburg tätigen Vaters Otto (praktischer Arzt, Sanitätsrat) und seiner Ehefrau Johanna (aus einer Kaufmannsfamilie stammend). Besuch des örtlichen Realgymnasiums, dann Hamburger Gelehrtenschule Johanneum, 1903 Abitur. Studium der Medizin an der Universität Jena. 1905 Physikum, 1906 Fortsetzung des Studiums an der Christian-Albrechts-Universität Kiel. 1908 Staatsexamen, Praktisches Jahr im Allgemeinen Krankenhaus St. Georg in Hamburg. Dissertation 1909 in Kiel: „Ein Beitrag zur normalen und pathologischen Anatomie der Hypophysis cerebri des Menschen". Ab August 1909 Unterarzt bei der Kaiserlichen Marine, dann Marineassistenzarzt d.R., 1½ Jahre Schiffsarzt. Ab September 1912 in Frankfurt am Main Senckenbergische Anatomie. Ab März 1913 Volontärarzt Nervenklinik Breslau bei Alois Alzheimer (1864–1915), dem Nachfolger von Bonhoeffer. Im Ersten Weltkrieg 1914 Oberassistenzarzt der Marine, 1916 drei Monate englische Kriegsgefangenschaft, danach Einsatz in der Türkei. Auszeichnung: Eisernes Kreuz I. und II. Klasse.
1917 Heirat der in Breslau kennengelernten Claire Sombart, Tochter des Nationalökonomen Werner Sombart, später Ordinarius an der Friedrich-Wilhelms-Universität zu Berlin. Ende 1919 Rückkehr nach Deutschland. Mit 35 Jahren „Anstellung als wissenschaftlicher Mitarbeiter" in München an der Universitäts-Nervenklinik. Reicht im Januar 1920 sein Manuskript „Über eine eigenartige herdförmige Erkrankung des Zentralnervensystems" ein. Unabhängig davon Alfons Jakobs (1884–1931) aus Hamburg Beschreibung acht Monate vorher: „Creutzfeldt-Jakobsche Krankheit". Zum 16. Juni 1920 „Erster Assistenzarzt" bei Ernst Siemerling (1857–1931) an der Kieler Psychiatrischen und Nervenklinik. Dort am 28. Oktober 1920 Probevorlesung zur Habilitation „Die Bedeutung histologischer Forschung für die Psychiatrie". Zum 1. Oktober 1924 im 40. Lebensjahr mit fünfköpfiger Familie Wechsel auf eine Volontärassistentenstelle zu Bonhoeffer an die Psychiatrische und Nervenklinik der Charité. Hier Leitung der histopathologischen Abteilung. Ernennung zum nichtbeamteten außerordentlichen Professor ab 1. Januar 1926, ab 1. Oktober 1927 planmäßiger Oberassistenzarzt. Neben Klinikarbeit auch nervenärztliche Sprechstunden in einer

Privatpraxis am Kurfürstendamm, hier auch Privatwohnung Kurfürstenstr. 34 (Berlin-Charlottenburg). 1932–1934 Stellvertreter des Klinikdirektors Bonhoeffer. In der NS-Zeit kein Mitglied der NSDAP, keine politische Betätigung, außer - wie hunderttausende auch - förderndes Mitglied der SS. Im Sommersemester 1938 kommissarischer Inhaber des psychiatrisch-neurologischen Lehrstuhls in Kiel. Zum 1. September 1938 Direktor der Psychiatrischen und Nervenklinik der Universität Kiel, von Bonhoeffer mit Schreiben vom 21. Januar 1938 an den Minister befürwortet. Während des Zweiten Weltkrieges Flottenarzt beim Sanitätsamt der Marinestation der Ostsee in Kiel. Ende Juli 1944 Verlagerung der Klinik wegen der Luftangriffe in die 50 km entfernte Landesheil- und Pflegeanstalt Schleswig-Stadtfeldt. Creutzfeldt war persönlich nicht beteiligt, aber darüber informiert, dass von dort 698 Patienten nach Meseritz-Obrawalde überführt und ermordet wurden. Für die Erbgesundheitsgerichte fertigte er Gutachten an. Neuanfang 1945, erster Nachkriegsrektor der Kieler Universität. Auftretende Spannungen wegen der Entnazifizierung mit den britischen Behörden führten im Sommer 1946 zur Entfernung Creutzfeldts aus dem Rektorenamt. Wiederaufbau der Kieler Nervenklinik. Zum 80. Geburtstag Bonhoeffers 1949 Artikel „Zur Frage der Bindearmchorea" [Nervenarzt 20 (1949), 97–101]. Emeritierung am 30. September 1953. Nachfolger: Gustav Ernst Störring (1903–2000). Herbst 1953 Übersiedlung nach München. 1961/62 Verwicklung wegen des seit Dezember 1954 bekannten Sachverhalts, dass der in Schleswig-Holstein tätige Gutachter Dr. Fritz Sawade in Wirklichkeit Prof. Werner Heyde ist, der in Würzburg während der NS-Zeit als Leiter der medizinischen Abteilung der Zentraldienststelle für Euthanasieaktionen verantwortlich war (Heyde-Sawade-Affäre) (s. Klee E: Was sie taten–Was sie wurden. 2. Aufl. Frankfurt a.M. 1987). Creutzfeldt starb im 80. Lebensjahr am 30. Dezember 1964 in München.

- Creutzfeldt HG: Über eine eigenartige herdförmige Erkrankung des Zentralnervensystems. Zschr. Neurol. Psychiat. 57 (1920), 1–18.
- Jacob A: Über eigenartige Erkrankungen des Nervensystems mit bemerkenswerten anatomischen Befunden. Zschr. Neurol. Psychiat. 64 (1921), 147–228.
- Vorlesungen Sommersemester 1933: Klinische Fälle und anatomische Befunde aus dem Gebiete der Psychiatrie und Neurologie mit Demonstrationen, Di. 18–19.
- Neuropathologie des Kindesalters mit Demonstration, Fr. 13½ - 14½.
- Anleitung zu selbständigen Arbeiten im Laboratorium der Nervenklinik, Prof. Karl Bonhoeffer mit Prof. Creutzfeldt, Mo. bis Fr. nach Vereinbarung.
- Laux W: In memoriam Hans Gerhard Creutzfeldt. Med. Klin. 60 (1965), 553–554.
- Wolf JH: Hans Gerhard Creutzfeldt (1885–1964)–klinischer Neuropathologe und Mitbegründer der biologischen Psychiatrie. Vandenhoeck & Ruprecht, Göttingen 2003.

Kurt Albrecht

* 31. Dezember 1894 in Berlin, † 5. Mai 1945 in Prag.
Von „Revolutionären" gefangen, verhaftet, erschossen;
nach anderen Aussagen „aufgehängt".
Ab 1. Oktober 1921 bis 31. März 1937
in der Psychiatrischen und Nervenklinik der Charité.

Studium der Medizin an der Friedrich-Wilhelms-Universität zu Berlin. 1913/14 Mitglied der Landsmannschaft Marchia Berlin, Teilnahme am Kapp-Putsch. Dezember 1920 Staatsexamen, 1921 Approbation, Promotion über „Selbstbeschädigungen bei Hysterischen", 1923 und 1928 Arzt auf der Kinderbeobachtungsstation (KBS) der Nervenklinik. In Poliklinik und Röntgenabteilung eingesetzt. Habilitation 1931, außerplanmäßiger Professor 1935. Ab 1939 Direktor der Neurologischen und Psychiatrischen Klinik an der Reichsuniversität in Prag als Nachfolger von Eduard Gamper (* 1887), der das Amt 1930 antrat und am 20. April 1938 tödlich verunglückte. Die Pädiatrische Klinik der Reichsuniversität wurde im Mai 1935 aufgelöst, in eine Neurologische Klinik umgewandelt und modernisiert. Die Deutsche Universität von Prag wurde als Prager Universität am 26. Januar 1348 durch Kaiser Karl IV. gegründet und am 18. Oktober 1945 aufgelöst. Albrecht wurde im August 1944 zunächst kommissarisch, im November 1944 offiziell als Rektor der Reichsuniversität in Prag, früher Karl-Ferdinands-Universität, bestellt.

- Albrecht K: Therapien der Psychosen und Psychoneurosen. In: Croner W (Hrsg.): Die Therapien an den Berliner Universitäts-Kliniken. Berlin, Wien 1927, S. 205–223.
- Albrecht K: Röntgenbefunde bei zerebralen Kalkherden mit einer Bemerkung zur röntgenologischen Hirndiagnostik mit aufsteigenden Jodölen. Mschr. Psychiat. Neurol. 68 (1928), 1–20.
- Albrecht K: Sommersemester 1933: Vorlesung Mi. 12–13: Einführung in die Neurologie, mit Untersuchungen am Krankenbett. So. 12–13: Röntgendiagnostik des Zentralnervensystems (insbesondere Encephalographie, Ventrikulographie und Myelographie) mit praktischen Übungen in der Röntgenabteilung der Nervenklinik.
- Klimpel V: Ärzte-Tode. Königshausen & Neumann, Würzburg 2005, S. 77–78.

Jürg Zutt

* 28. Juni 1893 in Karlsruhe, † 13. November 1980 in Fischbachtal
Ab 1. Oktober 1920 in der Psychiatrischen und Nervenklinik der Charité, danach 28.02.1922–März 1923 Volontärassistent bei Eugen Bleuler (1857–1939) an der Psychiatrischen Universitätsklinik Burghölzli in Zürich.
Vom 1. Oktober 1929 bis 28. Februar 1932 bei Bonhoeffer, Nervenklinik. Zunächst außerplanmäßiger wissenschaftlicher Assistent, ab 1. November 1934 außerplanmäßiger Professor, Abgang am 31. Juli 1937.

Jürg Zutt, Sohn des Rechtsanwaltes am Oberlandesgericht Adolf Zutt (1845–1907) und Ida Zutt, geb. Müller (1867–1897) wurde nach dem Tod der Mutter von der Großmutter betreut, auch seine Geschwister Karolina (* 5. Juli 1889) und Wilhelm (* 18. Juli 1890). Nach dem Tod des Vaters im Juni 1907 wurde Jürg Zutt bei einer Familie in Karlsruhe untergebracht. 1902–1911 Besuch des humanistischen Gymnasiums in Karlsruhe und Offenburg (Baden), dort Abitur. 1911 in Freiburg im Breisgau für Medizin fünf Semester immatrikuliert. Danach zum Sommersemester 1914 nach Kiel. Ab 2. August 1914 Militärdienst bis 5. Dezember 1918, Leutnant der Reserve in der Artillerie. Eisernes Kreuz I. und II. 1918 wieder Studium bis 1920 in Freiburg im Breisgau, Staatsexamen 1920, am 26. April 1920 Promotion. Danach Medizinalpraktikant in der Abteilung Innere Medizin im Krankenhaus St. Urban in Berlin. 1921 Approbation. 1929 bis 1932 Nervenklinik Charité. Am 9. Februar 1932 Habilitation „Rechts-Links-Störung, konstruktive Apraxie und reine Agraphie", publiziert in Mschr. Psychiat. Neurol. 82 (1932) 253–305 und 355–395. Parallel zur Tätigkeit bei Bonhoeffer zweijährige Psychoanalyse-Ausbildung bei Karl Abraham (1877–1925), Leiter der Berliner Psychoanalytischen Vereinigung. Zusammen mit Erwin Strauß (1891–1975), Willy Mayer Gross (1889–1961), Karl Hansen (1893–1962) und Kurt Beringer (1893–1949) am 1. Januar 1928 Gründung des „Nervenarztes". 1929 Publikation „Die innere Haltung", 1934 zusammen mit Bonhoeffer „Über den Geisteszustand des Reichstags-Brandstifters Marinus van der Lubbe". Am 15. April 1937 Hochzeit mit Ilse Renate Braun-Wogau (* 1. Juni 1901), die einen Sohn, Caspar Kulenkampff (12. November 1921–29. März 2002), mit in die Ehe brachte. Ab Juli 1937 mit Unterstützung Bonhoeffers Leiter der Kuranstalten Westend in Berlin-Charlottenburg und Umgestaltung des Sanatoriums in eine psychiatrisch-neurologische Klinik. Am 11. Oktober 1939 Umberufung zum außerplanmäßigen Professor. Von 1936 bis 1939 Stabsarzt der Reserve, mit Beginn des Zweiten Weltkrieges Stabsarzt der Wehrmacht. Parallel zur Leitung der Kuranstalten Westend leitete Zutt vom 1. September 1939 bis zum 8. Mai 1945 die Nervenpoliklinik der Charité. Am 1. Juni 1945 wurde ihm von der Medizinischen Fakultät die kommissarische Leitung der

Universitäts-Nervenklinik der Charité übertragen, die er bis zum 16. Januar 1946 ausübte. Bis Herbst 1946 auch noch Leitender Arzt im Westend. Nach Querelen mit der Fakultät wegen der Stundenzahl der Vorlesungen Bewerbung um den Lehrstuhl für Psychiatrie und Neurologie in Würzburg, Übernahme dort am 1. Oktober 1946. Zum 1. August 1950 Ruf nach Frankfurt am Main als Nachfolger für Karl Kleist (1879–1960). 1961 Ernennung zum Präsidenten des 1955 gegründeten Gesamtverbandes Deutscher Nervenärzte. Am 31. März 1964 Emeritierung. Mit 87 Jahren am 13. November 1980 gestorben, beerdigt in Fischbachtal-Niedernhausen im Odenwald.

- Zutt J: Vorlesung Sommersemester 1933: Über Hysterie, mit Krankenvorstellungen. Di. 17–18.
- Zutt J: Über verstehende Anthropologie. Versuch einer anthropologischen Grundlegung der psychiatrischen Erfahrung. In: Psychiatrie der Gegenwart, Bd. I/2. Springer, Berlin 1963, S. 763–852.
- von Baeyer W: Jürg Zutt–70 Jahre. Nervenarzt 34 (1963), 289-290.
- von Baeyer W: Jürg Zutt in memoriam. Nervenarzt 52 (1981), 371.
- Schönknecht P: Jürg Zutt (1893–1980). In: Nervenärzte 2. Biographien. Thieme, Stuttgart–New York 2006, S. 223–232.
- Schönknecht P: Die Bedeutung der verstehenden Anthropologie von Jürg Zutt (1893–1980) für Theorie und Praxis der Psychiatrie. Königshausen & Neumann, Würzburg 1999.

Gustav Donalies

* 18. Februar 1894 in Wilhelmshaven, † 8. Juli 1961 in Eberswalde
Vom 1. Oktober 1925 bis 1933 Volontärarzt in der Psychiatrischen und Nervenklinik der Charité. Nachfolger von Dr. Erich Kraft. Kraft, Jahrgang 1892, jüdischen Glaubens, vom 15. November 1922 bis 31. März 1929 in der Nervenklinik, 1928 Leiter der Kinderbeobachtungsstation (KBS).

Donalies entstammt einer Rechtsanwaltsfamilie. Der Vater starb früh und die Mutter zog mit dem Sohn zunächst in ihre Heimatstadt Zeitz, später nach Berlin-Steglitz. Hier Besuch des humanistischen Gymnasiums. 1913 nach bestandenem Abitur Medizinstudium in Berlin. Zu Beginn des Ersten Weltkrieges zum Militär. Einsatz bei der Artillerie und als Meldegänger. Eisernes Kreuz I und II. 1917 Fortsetzung des Medizinstudiums in Greifswald, lernte hier seine Frau kennen. Wieder im Krieg als Feldunterarzt an der Westfront. Amerikanische Kriegsgefangenschaft, danach Fortsetzung des Medizinstudiums in Greifswald, Königsberg und Berlin. Nach dem Staatsexamen promovierte er 1922 an der Chirurgischen Klinik der Charité. Von 1924 bis 1928 tätig in der Rettungsstelle in Berlin. Ab 1925 in der Nervenklinik der Charité bei Bonhoeffer zur Ausbildung als Nervenarzt. 1928 wurden die Tochter Renate, 1933 der Sohn Christian, später ebenfalls Nervenarzt, geboren. Gustav Donalies wechselte 1933 wegen der Familie an die Brandenburgische Anstalt nach Potsdam und nahm 1936 eine Stelle als Oberarzt in der Brandenburgischen Landesanstalt in Eberswalde an. 1938 ehrte er seinen psychiatrisch-neurologischen Lehrer „Geheimrat Bonhoeffer“ zum 70. Geburtstag in der Psychiatrisch-Neurologischen Wochenschrift. Mit Beginn des Zweiten Weltkrieges 1939 wurde er eingezogen, war Stabsarzt, wurde nach Belgien versetzt, arbeitete in einem Lazarett bei Brüssel und geriet bei Kriegsende in englische Gefangenschaft. Am 10. Februar 1947 wieder in Eberswalde. Sein Arbeitsplatz: Die Brandenburgische Landesanstalt Eberswalde, die seit 1942 als Reservelazarett an der Oderbergstraße genutzt wurde. Das vom Architekten Martin Carl Philipp Gropius (1824–1880) 1881 fertiggestellte Bauwerk, die „Provinzial-Irrenanstalt zu Neustadt-Eberswalde“, diente nach 1945 als Militärhospital der Sowjetarmee. Ernennung zum Direktor der Landesanstalt mit vielfältigen Aufgaben. Der Austausch mit den Direktoren der anderen Anstalten in Neuruppin und Lübben als auch mit der Charité war intensiv. Fortbildungen, Arbeitstagungen, Materialbeschaffung beanspruchten den Kettenraucher, der mit seiner Familie in einem der großzügigen Ärztehäuser wohnte, umgeben in einer ebensolchen Bibliothek. Publizistisch beschäftigte er sich vor allem mit dem Thema Selbstmord. 1952 erfolgte die Umbenennung der Landesanstalt in Bezirkskrankenhaus für Psychiatrie und Neurologie, Donalies wurde zum Bezirkspsychiater ernannt. Ehrungen: Titel „Obermedizinal-

Sonderabdruck aus

Psychiatrisch-Neurologische Wochenschrift

Zentralblatt für das gesamte Irrenwesen und den praktischen Anstalts- und Klinikbetrieb

Schriftwalter: Sanitätsrat Dr. **Joh. Bresler,** Kreuzburg (Oberschlesien).

40. Jahrg. 1938, Nr. 19. — Verlag: Carl Marhold Verlagsbuchhandlung, Halle a. S.

GEHEIMRAT BONHOEFFER ZUM 70. GEBURTSTAG!

Am 31. März hat der Berliner Ordinarius für Psychiatrie und Neurologie, Geheimer Medizinalrat Professor Dr. Karl Bonhoeffer sein siebenzigstes Lebensjahr vollendet.

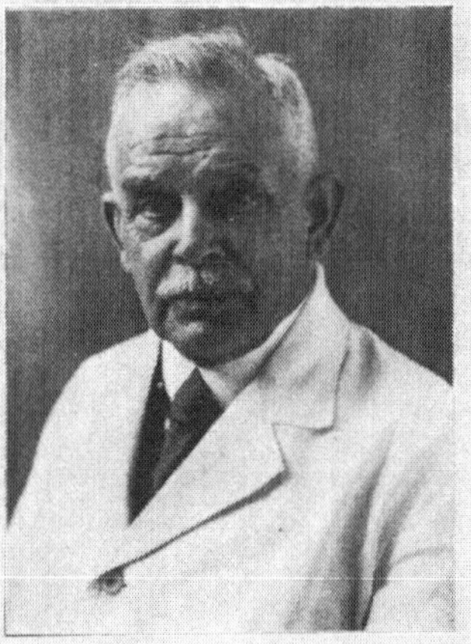

Es läge nahe, anläßlich eines solchen Tages eines Lebenswerkes zu gedenken, das reich gewesen ist wie wenig andere. Aber die wichtigsten Ergebnisse dieses Lebenswerkes sind so weitgehend Allgemeingut der modernen Psychiatrie geworden, daß sich eine Aufzählung erübrigt; sie haben darüber hinaus das seltene Schicksal gehabt, daß sie — wie die exogenen Reaktionstypen — anonym, daß sie fast selbstverständlich geworden sind. Wenn aber zu einem solchen Tage geschichtlicher Daten Erwähnung getan werden soll, so sei wenigstens noch der frühen (1901) Bearbeitung und Darstellung der „akuten Geisteskrankheiten der Gewohnheitstrinker" gedacht, ohne die die weitere Entwicklung dieses Gebiets völlig undenkbar ist, des Abschnitts „über die Bedeutung der Kriegserfahrungen für die allgemeine Psychopathologie und Ätiologie der Geisteskrankheiten" im Handbuch von Schjerning (1922) und der reifen (und

rat“ und Hufeland-Medaille. Seine letzte Ruhestätte fand Gustav Donalies 1961 auf dem Anstaltsfriedhof.

- Donalies G: Geheimrat Bonhoeffer zum 70. Geburtstag! Psychiat.-Neurol. Wschr. 40 (1938), 19.
- Donalies C: Persönliche Erinnerungen an Gustav Donalies (1894–1961). In: Schriftenreihe der DGGN 21 (2015), 737–752.
- Brief vom 08.11.1932 Bonhoeffer gegen Auffassung, Donalies sei wegen seines „Sprachfehlers“ ein Psychopath.

immer wie endgültigen) Arbeiten der letzten Jahre über Fragen der Sehhügellokalisation (1935) sowie der monographischen Darstellung der choreatischen Erkrankungen und Myoklonien (1936).

Wer das unverlierbare Glück gehabt hat, an der Berliner Klinik — die Bonhoeffer nun seit 1912 leitet — zu arbeiten, wird als Gewinn gewiß buchen, daß er ein großes Anschauungsmaterial gehabt und daß er an ihm sehen gelernt, daß er ein methodisches Rüstzeug mitbekommen hat, dessen Verläßlichkeit ihm vielleicht manchmal erst aufgegangen ist, als es sich ihm unter ganz anderen Verhältnissen bewährte. Wichtiger aber als alles dieses, was ja schließlich vergeßbar ist, wird ihm bleiben, was er menschlich gewann: daß er in der Aura einer einmaligen Persönlichkeit sehen und denken gelernt hat. Und er wird bei dem Worte von Herman Grimm: „Wer mit Männern ersten Ranges einmal verkehrt hat, bringt sie und den Maßstab, den sie verlangen, nicht wieder aus seiner Erinnerung", dankbar des verehrten Lehrers gedenken, den die besten Wünsche begleiten.

Dr. Gustav Donalies, Eberswalde,
Brandenburgische Landesanstalt.

Buchdruckerei Emil Wolff & Söhne, Halle a. S.

Hanns Schwarz

25. Juni 1889 in Berlin, † 27. Januar 1977 in Greifswald
Ab 2. Januar 1924 Volontärarzt, 1928 Assistenzarzt in der Psychiatrischen und Nervenklinik der Charité, Austritt am 31. Mai 1932.

Als Karl Max Johannes Patzker wurde Hanns Schwarz unehelich geboren. Seine Mutter zwanzigjährig, Schneiderin, mittellos. Er wuchs bei deren Schwester in Berlin auf. Sie war mit dem jüdischen Schriftsteller Dr. Max Schwarz verheiratet. Am 8. September 1913 wurde er von Familie Schwarz an Kindes statt angenommen und führte nun den Namen Karl Max Johannes Schwarz. Der Junge, oft krank, wurde von Alfred Grotjahn wegen einer Osteomyelitis am rechten Kieferwinkel behandelt, mit eineinhalb Jahren in der Charité operiert. Besuch des Friedrichs-Werderschen Gymnasiums in Berlin, dort 1917 Abitur. In einer Klasse mit Walter Bonhoeffer (* 10. Dezember 1899 in Breslau), der am 28. April 1918 im Ersten Weltkrieg stirbt. Studium der Medizin von 1918 bis 1923 in Berlin, Freiburg im Breisgau und München, hier Staatsexamen im Mai 1923. Ab 1. Juli 1923 Medizinalpraktikant an der II. Medizinischen Universitätsklinik der Charité, wechselt nach einem halben Jahr 1924 an die Nervenklinik, teilt sich zunächst mit Johannes Suckow eine Volontärstelle. Approbation am 30. Juni 1924. Bei Bonhoeffer am 28. Januar 1924 Promotion: „Ein Versuch psychischer Beeinflussung katatoner Zustände". Veröffentlichung „Studie über den ungewöhnlichen Verlauf einer Katatonie" in Mschr. Psychiat. Neurol. 59 (1925), 50–69. In der Einleitung schreibt er „vom ungewöhnlichen Verlauf einer schizophrenen Psychose", d.h. er verwendet den Terminus „schizophren", zugleich auch Versuch psychotherapeutischer Maßnahmen. 1928 Heirat Eva Maybaum, Tochter eines Berliner Rabbiners. Die sich zuspitzende nationalsozialistische Ideologie- und Rassenpolitik veranlasste Schwarz, auch auf Anraten Bonhoeffers, aus seiner Klinik auszuscheiden. Lässt sich in Wilmersdorf, Konstanzer Straße 10, nieder, übernimmt 1933 die jüdische private Heil- und Pflegeanstalt „Berolinum" in Berlin-Lankwitz, wird 1935 deren leitender Arzt. 1938 muss er diese Funktion aufgeben, da er dort nur noch Juden behandeln durfte und seine eigene Vaterschaft ungeklärt war. Die Kassenärztliche Vereinigung Berlin strebte schon ab 1936 gegen ihn ein „Rassenverfahren" an. 1938 unternimmt er eine Reise in die USA, um Möglichkeiten einer Emigration zu sondieren. Von Bonhoeffer erhielt er am 29. Oktober 1938 ein Empfehlungsschreiben an Prof. B. Sachs (New York) und Prof. Adolf Meyer (Baltimore), nachdem Schwarz am 10. Juli 1938 an den „sehr geehrten Herrn Geheimrat" geschrieben hatte, „dass er bei Durchsicht meiner Berufslaufbahn zwecks eventueller neuer Pläne" festgestellt hatte, „dass ich über meine 8jährige Tätigkeit in Ihrer Klinik gar kein Zeugnis besitze" (Humboldt-Universität zu

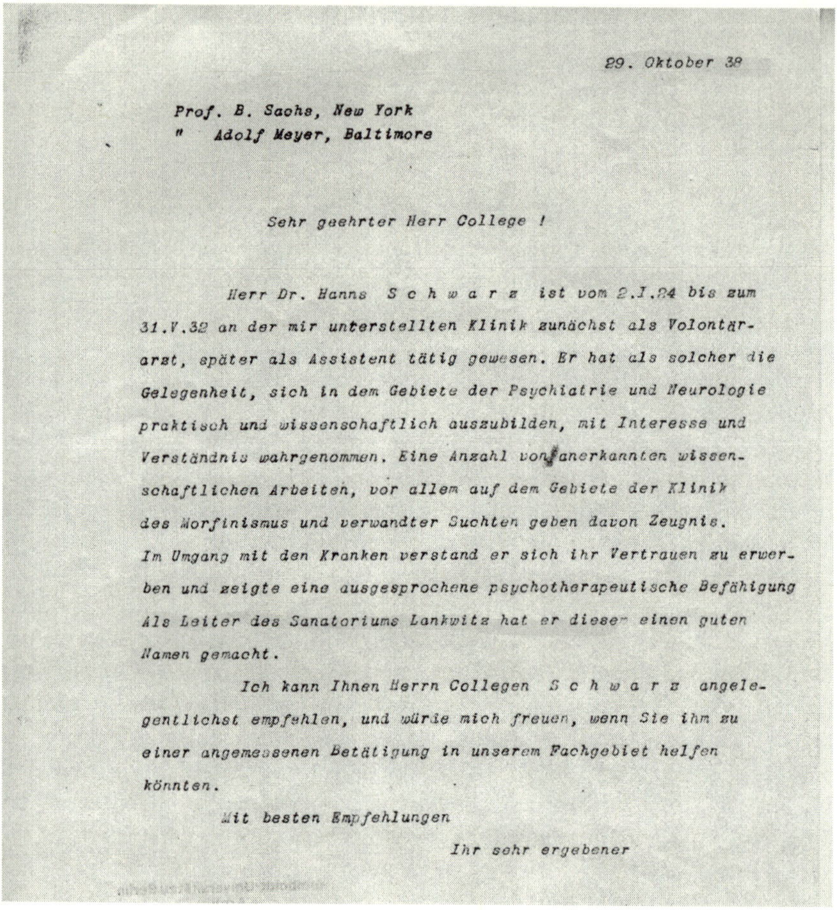

29. Oktober 38

Prof. B. Sachs, New York
" Adolf Meyer, Baltimore

Sehr geehrter Herr College !

Herr Dr. Hanns S c h w a r z ist vom 2.I.24 bis zum 31.V.32 an der mir unterstellten Klinik zunächst als Volontärarzt, später als Assistent tätig gewesen. Er hat als solcher die Gelegenheit, sich in dem Gebiete der Psychiatrie und Neurologie praktisch und wissenschaftlich auszubilden, mit Interesse und Verständnis wahrgenommen. Eine Anzahl von anerkannten wissenschaftlichen Arbeiten, vor allem auf dem Gebiete der Klinik des Morfinismus und verwandter Suchten geben davon Zeugnis. Im Umgang mit den Kranken verstand er sich ihr Vertrauen zu erwerben und zeigte eine ausgesprochene psychotherapeutische Befähigung Als Leiter des Sanatoriums Lankwitz hat er diesem einen guten Namen gemacht.

Ich kann Ihnen Herrn Collegen S c h w a r z angelegentlichst empfehlen, und würde mich freuen, wenn Sie ihm zu einer angemessenen Betätigung in unserem Fachgebiet helfen könnten.

Mit besten Empfehlungen

Ihr sehr ergebener

Empfehlungsschreiben Bonhoeffers an B. Sachs und A. Meyer vom 29. Oktober 1938 für Hanns Schwarz

Berlin, Archiv, Bestand Nervenklinik). 1942 wurde Schwarz im Ergebnis der Untersuchung und des Gutachtens der Reichsstelle für Sippenforschung zum „Juden“ erklärt. Er legte Widerspruch ein. Auch mit Intervention von Bonhoeffer erfolgte 1943 die „rassische Ehrenrettung“. Zum Notdienst verpflichtet, ging er nach München und trat eine Stelle an der kinderpsychiatrischen Heckscher Nervenheil- und Forschungsanstalt München-Schwabing bis 1945 an. Am 8. Mai 1945 in seine Wilmersdorfer Praxis nach Berlin zurückgekehrt, arbeitete er ab Juli 1945 für den von Johannes R. Becher (1891–1958) geleiteten „Kulturbund zur demokratischen Erneuerung Deutschlands“ und behandelte im November 1945 die morphinsüchtige Frau von Hans Fallada. Im Juni 1946 suchte

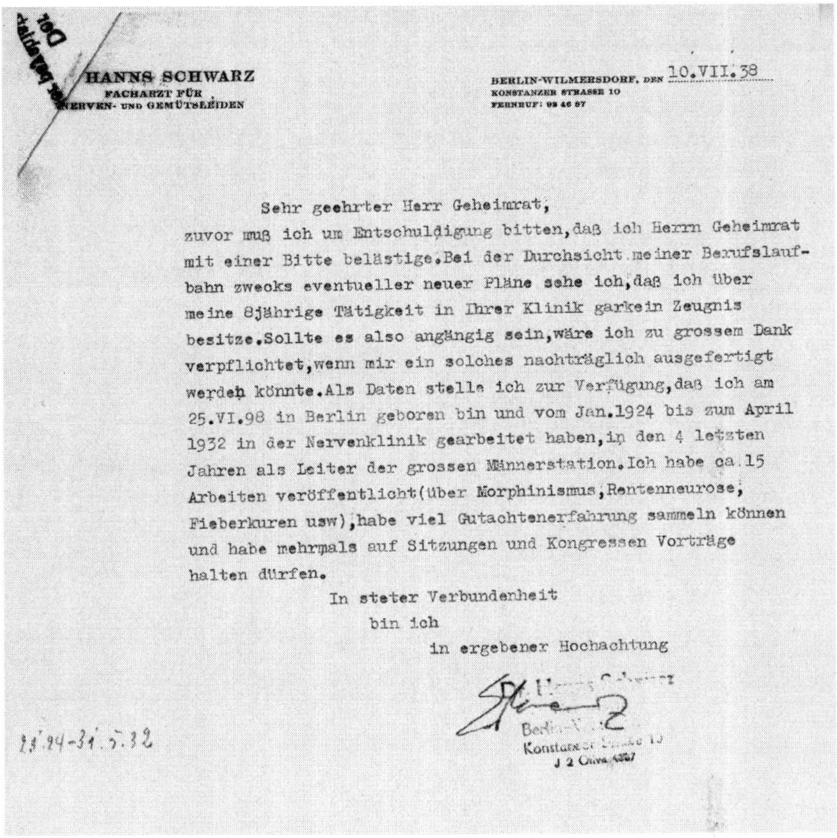

HANNS SCHWARZ
FACHARZT FÜR
NERVEN- UND GEMÜTSLEIDEN

BERLIN-WILMERSDORF, DEN 10.VII.38
KONSTANZER STRASSE 10
FERNRUF: 92 46 87

Sehr geehrter Herr Geheimrat,

zuvor muß ich um Entschuldigung bitten, daß ich Herrn Geheimrat mit einer Bitte belästige. Bei der Durchsicht meiner Berufslaufbahn zwecks eventueller neuer Pläne sehe ich, daß ich über meine 8jährige Tätigkeit in Ihrer Klinik garkein Zeugnis besitze. Sollte es also angängig sein, wäre ich zu grossem Dank verpflichtet, wenn mir ein solches nachträglich ausgefertigt werden könnte. Als Daten stelle ich zur Verfügung, daß ich am 25.VI.98 in Berlin geboren bin und vom Jan.1924 bis zum April 1932 in der Nervenklinik gearbeitet haben, in den 4 letzten Jahren als Leiter der grossen Männerstation. Ich habe ca.15 Arbeiten veröffentlicht (über Morphinismus, Rentenneurose, Fieberkuren usw), habe viel Gutachtenerfahrung sammeln können und habe mehrmals auf Sitzungen und Kongressen Vorträge halten dürfen.

In steter Verbundenheit
bin ich
in ergebener Hochachtung

Hanns Schwarz

Hanns Schwarz bittet am 10. Juli 1938 Bonhoeffer um ein Zeugnis

ihn Prof. Rudolf Thiele auf, um ihm im Auftrag der Universität Greifswald die Leitung der dortigen Nervenklinik anzubieten. Schwarz nahm an, obwohl er nicht habilitiert war. Im März 1947 erfolgte seine Berufung zum Direktor und ordentlichen Professor. Bonhoeffer, der dies alles unterstützte, gratulierte am 23. Juli 1948. Im September 1948 starb innerhalb einer Woche seine Frau Eva an Kinderlähmung. Im Dezember 1948 heiratete er ein zweites Mal, Ingrid Schäfer, die er durch seine Arbeit im Kulturbund kennengelernt hatte. In den folgenden Jahren entwickelte er die Klinik auf allen Ebenen, war publizistisch tätig, war Herausgeber von neurologisch-psychiatrischen und forensischen Abhandlungen.1965 folgte die Emeritierung. Am 27. Januar 1977 starb er an einem Prostata-Karzinom.

- Schwarz H: Über die Prognose des Morphinismus. Mschr. Psychiat. Neurol. 63 (1927), 180–238.
- Bonhoeffer K, Schwarz H: Zur Folge des chronischen Kodeinmissbrauchs. Dtsch. Med. Wschr. 25 (1930), 1–2.
- Brief von Prof. Bonhoeffer vom 25. November 1932: Beurteilung.
- Brief von H. Schwarz vom 10. Juli 1938 an Bonhoeffer, bittet um ein Zeugnis.
- Brief vom 29. Oktober 1938 Bonhoeffer an Prof. B. Sachs (New York), Prof. A. Meyer (Baltimore): Empfehlung Schwarz.
- Schwarz H: Pawlows Bedeutung für die moderne Psychopathologie. Z. ärztl. Fortb. 43 (1949), 174–180.
- Schwarz H: Über Rauschgiftsuchten. Marhold, Halle 1953.
- Schwarz H: Jedes Leben ist ein Roman. Erinnerungen eines Arztes. Buchverlag Der Morgen, Berlin 1975.
- Fischer W, Schmiedebach HP: Die Greifswalder Universitäts-Nervenklinik unter dem Direktorat von Hanns Schwarz 1946–1965. Symposium zur 100. Wiederkehr des Geburtstages von Hanns Schwarz am 3.7.1998. Ernst-Moritz-Arndt-Universität, Greifswald 1999.

Heinrich Schulte

* 2. Juli 1898 in Berlin-Schöneberg, † 10. Oktober 1983 in Bremen, beigesetzt auf dem Friedhof Lindenstraße in Berlin-Wannsee.
Ab 15. November 1921 Volontärarzt in der Psychiatrischen und Nervenklinik der Charité, ab 1926 außerplanmäßiger Assistent, ab 1931 Oberarzt. Austritt am 30. September 1934.

Als Sohn des Bankiers Richard Schulte und seiner Ehefrau Martha (geb. Mielke) geboren. 1904–1915 Besuch des Werner-Siemens-Realgymnasiums in Berlin-Schöneberg. Nach dem Abitur Immatrikulation an der Friedrich-Wilhelms-Universität zu Berlin für Medizin. Juli 1915 Kriegsfreiwilliger bis November 1918, Leutnant und Kompanieführer, nach Entlassung kurze Zeit beim Grenzschutz Ost. Ab Mai 1919 wieder Studium in Berlin, 1920 zwei Semester in Innsbruck. Dissertation „Über einen Fall von formalem Denkzwang bei kongenitaler Anophthalmie". Ab 15. November 1921 in der Psychiatrischen und Nervenklinik, gleichzeitig drei Monate an der Medizinischen Poliklinik der Charité tätig. Zwischen 1922 und 1926 zeitweise Arbeit am Psychologischen Institut der Universität bei Prof. W. Köhler (1887–1967). Heirat Dr. med. Sinaida Schulte, geb. von Exten, 2 Kinder. Einsatz in der Nervenklinik u.a. als aufnehmender Arzt der Kinderbeobachtungsstation im August 1923, im Januar und Februar 1926 Poliklinik, Frauenstation 30. 1933 Habilitation bei Bonhoeffer über „Beiträge zur Theorie des Wahnmechanismus". Ab Oktober 1934 neue Arbeitsstelle: Chefarzt des 1904 eröffneten „Waldhaus in Berlin-Nikolassee". Es unterstand der Inneren Mission der Evangelischen Kirche. Hier bis April 1945 tätig. Konnte auch, da „er nicht gewillt war, in die NSDAP einzutreten", so seine Ehefrau, jüdische Patienten betreuen. Er entwickelte die Einrichtung, bis zu 200 Betten umfassend, mit modernen Behandlungsmethoden, Insulin- und Cardiazolschock, Elektrokrampfbehandlung. Der Bonhoeffer-Nachfolger Maximinian de Crinis (1889–1945) verfasst am 18. April 1939 ein Schreiben „An den Herrn Dekan der Medizinischen Fakultät mit der Bitte um Weitergabe an den Herrn Minister für Wissenschaft, Erziehung und Volksbildung": „Nach Durchsicht der Personalakten des Docenten Dr. Schulte erlaube ich mir in Uebereinstimmung mit Geheimrat Prof. Dr. Bonhoeffer … den Antrag zu stellen, Herrn Dr. Schulte zum u.b.a.o. Professor zu ernennen. … E. K. I … 9. November 1933 habilitiert. Verzögerung der Habilitation durch Inkrafttreten der neuen Bestimmungen. SA-Schulungslager, Docentenakademie." Es bedurfte noch 7 Monate, bis der Antrag alle Instanzen durchlaufen hatte. Im November 1939 wurde Schulte zum „apl. Professor" ernannt (Humboldt-Universität zu Berlin, Archiv, Bestand Nervenklinik, 12–Lebenslauf). Während des Zweiten Weltkrieges wurde Schulte zur Wehrmacht eingezogen und leitete neben seiner Klinik das Reservelazarett 103 in Berlin. 1940/41 Richter am Erbgesundheitsgericht Berlin, Dozent der Städtischen Akademie für ärztliche Fortbildung … nicht NSDAP … 1944 Nachfolger von de Crinis als Beratender Psychiater im Wehrkreis III. Nach 1945 zu seiner geflohenen Familie nach Bremen, meldet sich bei der Landesgesundheitsverwaltung, wird am 30. Mai 1945 von der amerikanischen Besatzungsmacht als kommissarischer Leiter der Städtischen Klinik Bremen eingesetzt. Lehnt Berufungen nach Berlin und Erlangen ab. Bis August 1964 leitet er die Städtische Nervenklinik Bremen, heute Zentralkrankenhaus Bremen-Ost. War aktiv in Wissenschaft, hielt Vorträge. 1960 nahm er Kontakt zu seinem Studienfreund Erich Sternberg (1903–1980) auf. 1980 erhielt er „für seinen Mut und Menschlichkeit in schwerer Zeit" das Große Verdienstkreuz des Verdienstordens der Bundesrepublik Deutschland. In seiner Dankesrede betont er, „dass er seine damalige feste Haltung und Überzeugung den Wertmaßstäben seines Lehrers Prof. Bonhoeffer verdanke". Schulte starb am 10. Oktober 1983 in Bremen.

- Schulte H: Erbliche Fallsucht. In: Bonhoeffer K (Hrsg.): Die psychiatrischen Aufgaben bei der Ausführung des Gesetzes zur Verhütung erbkranken Nachwuchses. Erster Kurs März 1934. S. Karger, Berlin 1934.
- Schulte H: Zur Frage einer endokrinen Grundlage paranoider Krankheitszustände. Mschr. Psychiat. Neurol. 79 (1931), 152–159.
- Schulte H: Zwillingserhebungen bei genuiner Epilepsie. Mschr. Psychiat. Neurol. 88 (1934), 341–352.
- Schulte H: Geschichte und Aufgaben der Psychohygiene in Deutschland. In: Ehrhardt H, Ploog D, Stutte H (Hrsg.): Psychiatrie und Gesellschaft. Ergebnisse und Probleme der Sozialpsychiatrie. H. Huber, Bern und Stuttgart 1958, 156–166. Werner Villinger zum 70. Geburtstag (siehe bei Klee E: Das Personallexikon zum Dritten Reich. S. Fischer, Frankfurt am Main 2003. Unter: Helmut Ehrhardt S. 127, Hermann Stutte S. 614, Werner Villinger S. 641, Heinrich Schulte S. 565).

Ruth Ida von der Leyen

* 4. Januar 1888 in Berlin-Charlottenburg, † 10. Juli 1935 Suizid in Berlin, beigesetzt in Berlin-Wilmersdorf.

Als viertes Kind des wirklichen Geheimen Oberregierungsrats Dr. jur. Dr. phil. Alfred von der Leyen (1844–1934) und seiner Frau Luise Wabella (geb. Kapp, † 1903) geboren.
Der Vater war Honorarprofessor für Eisenbahnrecht an der Berliner Universität. Familie der Mutter, die Kapps, auch hervorragende Persönlichkeiten: Rechtsanwälte, Pädagogen. Nach dem Tod der Mutter am 21. Oktober 1903 verblieb Ruth im väterlichen Haushalt, Alfred von der Leyen heiratete nicht mehr. Bis zu seinem Tod 1934 lebte die alleinstehende und berufstätige Ruth mit dem Vater, zuletzt ab 1911 in der Bayrischen Straße 11 in Wilmersdorf. Bruder Friedrich Gustav von der Leyen (1873–1966) war namhafter Germanist, völkisch-national, Gegner der Weimarer Republik. Die 1874 geborene Schwester Else studierte Medizin, 1901 Promotion, ließ sich 1901 in Berlin als Kassenärztin bei der Betriebskrankenkasse der Berliner Straßenbahn nieder, verheiratete Rosenthal, starb am 16. September 1908 bei einem Hochbahnunglück in Berlin.
Ruth von der Leyen besuchte die höhere Mädchenschule in Charlottenburg, danach 2 Jahre Mädchenpensionat. Nach dem Tod der Mutter Studienreise in die USA, danach mehrjähriges privates Musikstudium, Ziel: Sängerin. Umdenken durch Einfluss von Alice Salomon (1872–1948) und Elsa von Liszt (1878–1946). 1912 Beginn der Ausbildung zur staatlich anerkannten Wohlfahrtspflegerin an der Sozialen Frauenschule in Berlin-Schöneberg. Praktikum in der Wohlfahrtsstelle für Jugendliche beim Polizeipräsidium in Berlin-Mitte. Ab April 1913 Tätigkeit in der Abteilung Jugendgerichtspflege der DZJ, erstes Zusammentreffen mit Franz Kramer, der neben seiner Tätigkeit in der Bonhoeffer-Klinik seit 1912 auch als Gutachter für die Berliner Jugendgerichtshilfe tätig war. Thema: „Erziehung vor Strafe" und „Psychopathologische Individuen und Konstitutionen". 1917 Zusammenarbeit von der Leyens und Kramers im Heilerziehungsheim Templin - Psychopathenfürsorge. Am 19. Oktober 1918 Gründung des Vereins zur Fürsorge für jugendliche Psychopathen, erster Vorsitzender war Friedrich Siegmund-Schultze, Geschäftsführung Ruth von der Leyen, im Vorstand auch Kramer, unter den Ausschussmitgliedern u.a. Bonhoeffer, Sitz der Geschäftsstelle anfangs Monbijouplatz 3 in Berlin-Mitte. Publikationsorgan des Vereins: Zeitschrift für Kinderforschung, ab 1923 Ruth von der Leyen und Franz Kramer Herausgeber. Aufbau diverser Heime und Beratungsstellen in Deutschland. Am 15. März 1921 Eröffnung der „Beobachtungsstation für Psychopathische Kinder an der Psychiatrischen und Nervenklinik

der Charité" durch Bonhoeffer, die „fachliche Oberleitung" lag bei Franz Kramer, der leitende Arzt war Rudolf Thiele; weitere Ärzte: Edith Vowinckel, Hans Pollnow, Ilse Kucher. Verantwortliche Stationsärztin war 1928–1930 Dr. Edith Vowinckel (1894–1982), sie war Neurologin/Psychiaterin und Psychoanalytikerin. Danach 1930/31 Hans Pollnow (1902–1943). Ab Oktober 1932 Dr. Ilse Kucher bis Juni 1934. Sie alle wurden vom pädagogischen Personal unterstützt.

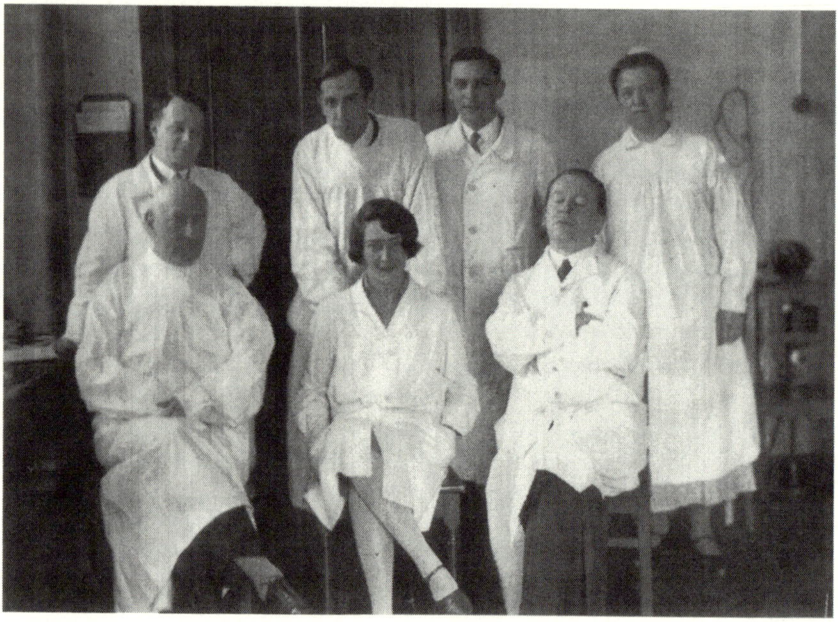

Mitarbeiter der Kinderbeobachtungsstation (KBS)
der Nervenklinik der Charité 1929.
Vordere Reihe von links: Franz Kramer, Ruth von der Leyen, Rudolf Thiele.
Hintere Reihe: -, Hanns Schwarz, Hans Pollnow, -

1923 Erkrankung an Knochentuberkulose und Grippe. Bis Ende 1924 Sanatorium und Rehabilitation zu Hause. Ruth von der Leyens Tätigkeit war „unentgeltlich". Rege Vorstands- und Publikationstätigkeit durch von der Leyen und Kramer, vor allem die Publikation von 1934. Abschluss der Ausbildung an der Sozialen Frauenschule von Alice Salomon als Dozentin, Vertreibung von Salomon, William Stern, Martha Muchow (1872–1933). Ähnliche Situation an der Charité: Hans Pollnow, Franz Kramer. Mittelstreichung für die Kinderbeobachtungsstation und Informationen über jugendliche Psychopathen zwecks eugenischer Maßnahmen. Ende Juni 1933 mehrmonatige Kur als Folge der Tbc-Erkrankung. Am 1. August 1934 Tod des Vaters. Von der Leyen beantragt

Finanzmittel beim Reichsinnenministerium für den Verein, vermeidet das Wort „Psychopathen". Einen Monat nach dem Ablehnungsbescheid des Ministeriums nimmt sie sich am 10. Juli 1935 das Leben.

- Berger M: Ruth von der Leyen - Ihr Leben und Wirken. Info Berufsverband der Heilpädagogen e.V. 4 (1999), 11–13.
- von der Leyen R: Wege und Aufgaben der Psychopathenfürsorge. Z. Kinderforsch. 28 (1923), 37–49.
- Kramer F, von der Leyen R: Entwicklungsverläufe „anethischer, gemütloser" psychopathischer Kinder. Z. Kinderforsch. 43 (1934), 305–422.
- Kramer F, von der Leyen R: †. Z. Kinderforsch. 44 (1935), 307–310.
- Neumärker KJ: Zur Geschichte der Abteilung für Kinderneuropsychiatrie an der Berliner Charité. Acta paedopsychiatr. 48 (1982), 297–305.
- Rose W, Fuchs P, Beddies T: Diagnose „Psychopathie". Die urbane Moderne und das schwierige Kind. Berlin 1918–1938. Böhlau Verlag, Wien–Köln–Weimar 2016.

Hans Pollnow

* 7. März 1902 in Königsberg, † 21. Oktober 1943 im KZ Mauthausen ermordet
Ab 1. Dezember 1927 in der Psychiatrischen und Nervenklinik der Charité als Volontärarzt, ab 1. November 1932 außerplanmäßiger Assistent, ab 31. März 1933 „auf Grund des Gesetzes zur Wiederherstellung des Berufsbeamtentums" konnte er als Nichtarier an der Klinik nicht weiterarbeiten (Bescheinigung der Klinik vom 7. Juni 1935).

Als Sohn des Augenarztes Dr. Leo Pollnow in Königsberg geboren. Schule dort im Collegium Fridericianum, Ostern 1920 Reifeprüfung. Studium der Philosophie und der Medizin in München, Heidelberg und Königsberg. Ostern 1923 in Heidelberg ärztliche Vorprüfung. Karl Jaspers (1883–1969) bescheinigt ihm am 23. Mai 1936, dass er „in den Jahren 1921–1923 an meinem philosophischen Seminar teilgenommen hat". Ostern 1925 wurde er in Königsberg zum

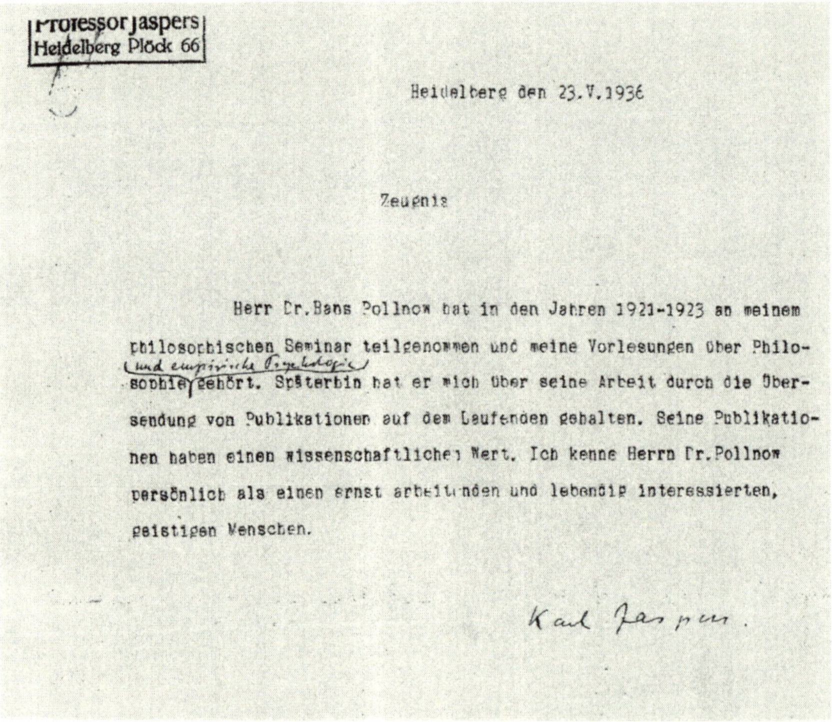
Professor Jaspers
Heidelberg Plöck 66

Heidelberg den 23.V.1936

Zeugnis

Herr Dr. Hans Pollnow hat in den Jahren 1921-1923 an meinem philosophischen Seminar teilgenommen und meine Vorlesungen über Philosophie (und empirische Psychologie) gehört. Späterhin hat er mich über seine Arbeit durch die Übersendung von Publikationen auf dem Laufenden gehalten. Seine Publikationen haben einen wissenschaftlichen Wert. Ich kenne Herrn Dr. Pollnow persönlich als einen ernst arbeitenden und lebendig interessierten, geistigen Menschen.

Karl Jaspers.

Karl Jaspers Zeugnis vom 23. Mai 1936 für Pollnow

philosophischen Doktor promoviert, dort absolvierte er im Sommer 1926 das medizinische Staatsexamen. Approbation am 10. Dezember 1927. In Königsberg Heirat Dr. phil. Lucie Pollnow, Medizinalpraktikantin an der Psychiatrischen und Nervenklinik der Universität Königsberg. Medizinische Promotion über „Beitrag zur Schriftuntersuchung bei Schizophrenen" (Arch. Psychiat. Nervenkr. 80 [1927], 352–366). Praktisches Jahr Hans Pollnows in Berlin zunächst an der II. Medizinischen Klinik der Charité (Direktor: Geheimrat Prof. Dr. Kraus), dann I. Medizinische Klinik (Direktor: Geheimer Medizinalrat Prof. Dr. His). Promotion „Zur Psychotherapie des Asthma bronchiale" am 26. März 1929. Nach Eintritt in die Nervenklinik am 1. Dezember 1927 zunächst auf Psychiatrie Männer und in der Nervenpoliklinik eingesetzt. Von April 1930 bis 1931 Betreuung der Kinderbeobachtungsstation als Nachfolger von Dr. Edith Vowinckel (1894–1982), deren Vorgänger als erster Stationsarzt der Kinderbeobachtungsstation Dr. med. et phil. Rudolf Thiele war. Das besondere Interesse von Hans Pollnow: Kindliche Psychopathologie. Arbeit in der Psychopathenfürsorge und Heilerziehung. In Zusammenarbeit mit Franz Kramer auf der Kinderbeobachtungsstation Forschung zum hyperkinetischen Krankheitsbild, Publikation 1932 „Über eine hyperkinetische Erkrankung im Kindesalter"–das Kramer-Pollnow-Syndrom. Im Mai 1933 emigriert Hans Pollnow mit seiner Frau Lucie nach Paris, arbeitet in einem Beobachtungs- und Heilerziehungsheim beim französischen Psychiater Eugéne Minkowski, Bruder des in Zürich tätigen Hirnforschers Mieczyslaw Minkowski (1884–1972). Übernimmt mit seiner Frau Übersetzungen philosophischer Texte sowie vom Schriftsteller Honoré Balzac (1799–1850) ins Deutsche, erschienen im Pariser Verlag Alcán. Am 28. März 1938 erhält er von Bonhoeffer ein ausführliches Empfehlungsschreiben, zu diesem Zeitpunkt war der Briefwechsel von Deutschland ins Ausland verboten! Am 23. Mai 1936 hatte bereits Karl Jaspers aus Heidelberg ein Empfehlungsschreiben nach Paris geschickt. Nach der Besetzung Frankreichs durch die Deutsche Wehrmacht 1940 floh Pollnow im Februar 1943 nach Südfrankreich, war Angehöriger der französischen Armee, wurde demobilisiert. In Bordeaux von der Gestapo gefasst, inhaftiert, ins KZ Mauthausen verschleppt, am 21. Oktober 1943 dort ermordet.

- Pollnow H: Historisch-kritische Beiträge zur Physiognomik. I Zur Problemgeschichte. II Zur Systematik und Methodologie. Jahrbuch der Charakterologie. Utitz E (Hrsg.). Pan-Verlag Rudolf Heise Berlin 5 (1928), 157–206.
- Kramer F, Pollnow H: Über eine hyperkinetische Erkrankung im Kindesalter. Mschr. Psychiat. Neurol. 82 (1932), 1–40.
- Neumärker KJ: The Kramer-Pollnow syndrome: a contribution on the life and work of Franz Kramer and Hans Pollnow. History of Psychiatry 16 (2005), 435–451.

- Neumärker KJ: Leben und Werk von Franz Max Albert Kramer (24.04.1878–29.06.1967) und Hans Pollnow (07.03.1902–21.10.1943). In: Rothenberger A, Neumärker KJ: Wissenschaftsgeschichte der ADHS – Kramer-Pollnow im Spiegel der Zeit. Steinkopf, Darmstadt 2005, S. 79-118.
- Humboldt-Universität zu Berlin, Archiv, Medizinische Fakultät 964; Nervenklinik Nr. 038011/13, Nr. 12 Vorgang Pollnow.

Albert Alfred Quadfasel

* 15. März 1902 in Königsberg, † 30. Juli 1981 in Cobb (US-Staat Georgia)
Ab 1. Mai 1928 Volontärarzt in der Psychiatrischen und Nervenklinik der Charité, ab 1. Mai 1932 außerplanmäßiger Assistent, ausgeschieden am 30. November 1934, fristlose Kündigung.

Alfred Albert Quadfasel – genannt Fredy – wird als Sohn des Baumeisters Albert Quadfasel in Königsberg geboren. Schulbesuch und Studium der Medizin und Psychologie in Königsberg. „Cand. med. et phil. Fredy Quadfasel" arbeitete von Dezember 1921 bis 1. Januar 1923 als psychologische Hilfskraft in der Sonderabteilung für Hirnverletzte des Versorgungskrankenhauses in Königsberg (Leitender Arzt: Prof. Kutzinski). Staatsexamen am 1. Juli 1925, Promotion am 19. Oktober 1925 zum Thema „Prüfung der moralischen Kritikfähigkeit – und nicht des sittlichen Fühlens" (publiziert 1925 im Arch. Psychiat. 74, 1–38), Approbation am 1. Juli 1926. Vom 1. Juni 1926 bis 31. April 1927 Hilfsassistent am Neurologischen Institut der Universität Frankfurt am Main bei dem in Breslau geborenen Prof. Dr. Kurt Goldstein (1878–1965). Ab 1. Mai 1927 bis 30. April 1928 Assistenzarzt an der Frankfurter Heilanstalt in Köppern im Taunus. Von hier bewirbt er sich am 24. Januar 1928 bei Bonhoeffer zum Mai 1928 auf eine Volontärassistentenstelle. Der bestätigt, dass dem „nichts im Wege steht". Eintritt in die Nervenklinik am 1. Mai 1928. Umfangreiche klinische und wissenschaftliche Arbeit zusammen mit Franz Kramer und Hugo Krayenbühl. Am 22. November 1934 Verhaftung durch Gestapo in der Nervenklinik „wegen Vergehens gegen § 3 Absatz 1 der Verordnung vom 21. März 1933 zur Abwehr heimtückischer Angriffe gegen die Regierung der nationalen Erhebung vom 21. März 1933". Seit dem 23. November 1934 in Untersuchungshaft im Gefängnis Moabit. Das Sondergericht beim Landgericht verurteilt ihn zu zwei Monaten Gefängnis. Der Inhalt des Vorwurfs „heimtückischer Angriff" bleibt ungeklärt, die Urteilsbegründung war in der Recherche nicht auffindbar, vermutlich Denunziation. Man kann eine links-sozialistische Einstellung Quadfasels vermuten, da er – wie sein früherer Lehrer Goldstein – Mitglied des Vereins linkssozialistischer Ärzte war. 1935 befindet er sich in London, ohne Arbeit, ohne Geld. Er folgt einer Empfehlung, nach Kanada zu gehen, um dann in die USA zu kommen. Am 16. Oktober 1936 schifft er sich in Liverpool an Bord der „Search Duches of Bedford" der Canadian Pacific Line ein und landet in Montreal. Kurze Zeit später, am 27. Oktober 1936, heiratet er die am 16. August 1899 geborene, 2000 verstorbene und in New York lebende Fannie Ruth Hamburg, Tochter russisch-jüdischer Einwanderer, im Jewish Temple Emmanuel in Montreal, Quebec. Umzug nach New York, hier nochmals Heirat am 31. Dezember 1936. Die Einbürgerung erfolgt am 3. Juli 1941. Quadfasel ist am

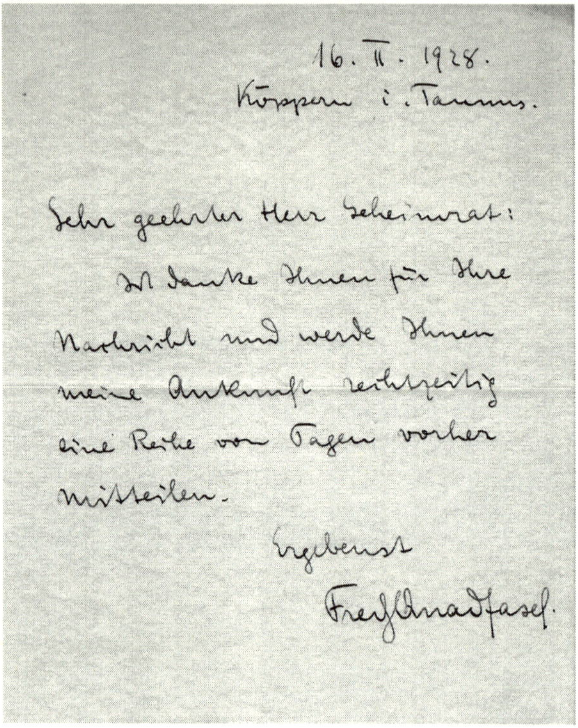

16. II. 1928.
Köppern i. Taunus.

Sehr geehrter Herr Geheimrat:
Ich danke Ihnen für Ihre Nachricht und werde Ihnen meine Ankunft rechtzeitig eine Reihe von Tagen vorher mitteilen.

Ergebenst
Fred Quadfasel.

Brief Quadfasel vom 16. Februar 1928
aus Köppern im Taunus an Bonhoeffer

Montefiori-Hospital in New York und in privatärztlicher Praxis tätig, ab 1940 als „Instructor in the Neurology Dept." an der New York School of Medicine, als Univ. College of Medicine geführt. Am 16. September 1944 Eintritt in die US Army. Am 11. November 1944 nach Scheidung von seiner Ehefrau zweite Heirat mit der Psychologin Dr. phil. Angela Townsend Folsom (1913–1986). 1944 - 1946 tätig am Cushing General Hospital in Framingham im Rang eines „Captain in the U.S. Army Medical Corps". Nach Entlassung am 14. September 1947 bis 1961 „Instructor in Neurology at Harvard Medical School", später Associate Professor an der Boston University School of Medicine. Im August 1958 Scheidung von Folsom. Am 7. März 1959 heiratete er die am 2. August 1920 geborene Sozialarbeiterin Mary Lois Herod. Mit 62 Jahren scheidet Quadfasel aus der klinischen Arbeit aus, verlässt Boston und übernimmt die Koordination der neuropsychiatrischen Ärzteausbildung am Veterans Administration Center Washington DC. Am 30. Juli 1981 Tod an Blasenkrebs in Cobb, US-Staat Georgia in den USA. Ein Nachruf ist nicht erschienen.

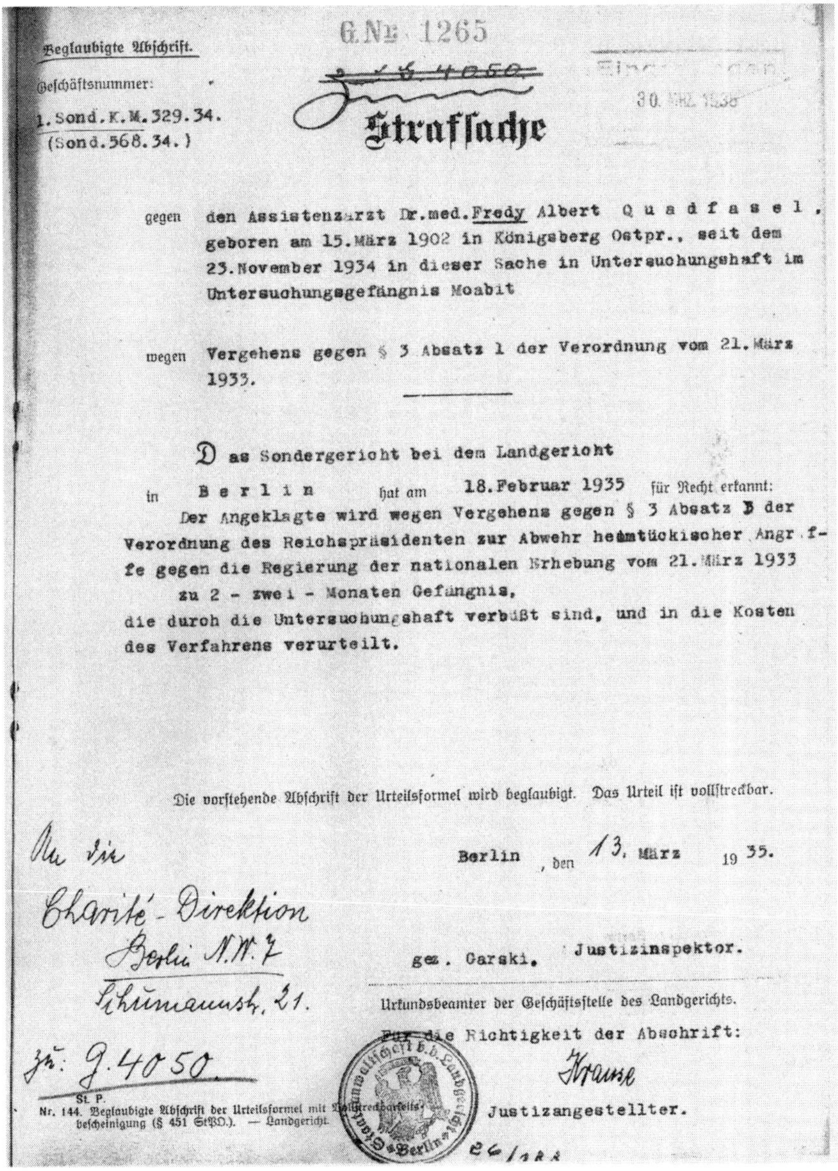

G. Nr. 1265

Beglaubigte Abschrift.

Geschäftsnummer:
1. Sond. K. M. 329. 34.
(Sond. 568. 34.)

~~J. 4050~~

Eingegangen
30. MÄRZ 1935

Strafsache

gegen den Assistenzarzt Dr. med. Fredy Albert Quadfasel, geboren am 15. März 1902 in Königsberg Ostpr., seit dem 23. November 1934 in dieser Sache in Untersuchungshaft im Untersuchungsgefängnis Moabit

wegen Vergehens gegen § 3 Absatz 1 der Verordnung vom 21. März 1933.

Das Sondergericht bei dem Landgericht

in Berlin hat am 18. Februar 1935 für Recht erkannt:

Der Angeklagte wird wegen Vergehens gegen § 3 Absatz 1 der Verordnung des Reichspräsidenten zur Abwehr heimtückischer Angriffe gegen die Regierung der nationalen Erhebung vom 21. März 1933

zu 2 - zwei - Monaten Gefängnis,

die durch die Untersuchungshaft verbüßt sind, und in die Kosten des Verfahrens verurteilt.

Die vorstehende Abschrift der Urteilsformel wird beglaubigt. Das Urteil ist vollstreckbar.

An die Charité-Direktion Berlin N.W. 7 Schumannstr. 21.

Berlin, den 13. März 1935.

gez. Garski. Justizinspektor.

Urkundsbeamter der Geschäftsstelle des Landgerichts.

Für die Richtigkeit der Abschrift:

Krause

Justizangestellter.

zu: J. 4050

St. P.
Nr. 144. Beglaubigte Abschrift der Urteilsformel mit Vollstreckbarkeitsbescheinigung (§ 451 StPO.). — Landgericht.

Staatsanwaltschaft b. d. Landgericht Berlin

26/122

Strafsache Quadfasel vom 13. März 1935: Verurteilung zu zwei Monaten Gefängnis

- Quadfasel F: Ein Beitrag zum motorischen Verhalten Aphasischer: Klinische Untersuchungen mit dem Hand-Auge-Ohrtest. Mschr. Psychiat. Neurol. 80 (1931), 151–188.
- Kramer F, Quadfasel F: Die doppelte Reaktion des Muskels bei Myotonie. Mschr. Psychiat. Neurol. 87 (1933), 252–276.
- Quadfasel F: Aspects oft he life and work of Kurt Goldstein. Cortex 4 (1968), 113–124.
- Quadfasel FA: Zur Psychopathologie des Schwerhörigen. In: Festschrift zum 80. Geburtstag von K. Bonhoeffer. Mschr. Psychiat. Neurol. 117 (1949), 338–353.
- Neumärker KJ, Holdorff B: Fredy Quadfasel (1902–1981). Neuropsychiater, politisch verfolgter NS-Gegner und sein Wirken im US-amerikanischen Exil. Nervenarzt 87 (2016), 879-883.

Wilhelm Bernhard Burlage

* 16. Juni 1892 in Oberstein-Birkenfeld (Oldenburg),
† 23. November 1943 in Berlin infolge Bombenangriffs
Ab 1. Oktober 1931 Volontärarzt in der Psychiatrischen und Nervenklinik der Charité, ab 1. Juli 1933 Assistenzarzt, diese Stelle war durch „Weggang" der jüdischen Ärztin Dr. H. Seidemann mit dem 30. Juni 1933 frei geworden. Burlage scheidet am 31. Juli 1935 aus der Nervenklinik aus, obwohl Bonhoeffer einen Antrag auf Weiterbeschäftigung stellte, der auch bis zum 30. Juni 1936 bewilligt wurde. Ab 1. August 1935 wird er leitender Arzt im Dr. Schauss-Sanatorium Heidehaus in Zepernick.

Als dritter Sohn von acht Kindern des Landrichters Heinrich Eduard Burlage und Ehefrau Emma (geb. Kruthoffer) am 16. Juni 1892 geboren. Der Vater Eduard Burlage (1857–1921), war 1898–1903 Richter am Landgericht Oldenburg, ab 1907 am Reichsgericht in Leipzig; Angehöriger der ZENTRUMS Partei, von 1919 bis zu seinem Tod stellvertretender Parteivorsitzender.
Wilhelm Burlage besuchte die Vorschule und das Gymnasium in Oldenburg, ab 1907 Gymnasium in Leipzig, 1913 Abitur, danach Einjährig-Freiwilliger. 1914–1916 Heeresdienst. Bereits im Mai 1913 für Medizinstudium in Leipzig geführt und 1918 fortgesetzt. Staatsexamen am 8. Juni 1920, Promotion 1920 in Leipzig. Ab 1. Oktober 1920 Volontärarzt am Pathologischen Institut der Universität München, ab Dezember 1920 Assistent bis 1. April 1933. Ab 1. Mai 1924 Mitinhaber des S. Hirzel Verlages in Leipzig. Heirat von Hildegard Hirzel (1893–1972), älteste Tochter des jüdischen Verlegers Georg Hirzel. Scheidet im Januar 1930 aus dem Verlag aus und ist vom Mai 1930 bis Herbst 1930 Volontärassistent an der Wiener Psychiatrischen Universitätsklinik. Danach Heidelberg, um Psychologie zu studieren. Von hier schreibt Wilhelm Burlage am 12. September 1931 an Bonhoeffer, ob er ab 1. Oktober als Volontärassistent „an Ihrer Klinik arbeiten kann". Ab 1. Oktober 1931 dort Einsatz in der Psychiatrie Frauen, Zimmer 1, Wohnung in der Klinik, „Bekenntnis katholisch". Während seiner Ausbildung in der Charité-Nervenklinik heiratet er die Tochter der Chefsekretärin von Bonhoeffer Lotte Lück, die am 16. Juli 1907in Berlin-Wedding geborene Eva Johanna Magdelene Lück, nunmehr Eva Burlage. Seit 1. August 1935 leitender Arzt im Sanatorium Heidehaus in Berlin-Zepernick „für Erkrankungen des Zentralnervensystems und Gemütskrankheiten jeder Art, nervöse und seelische Störungen", gleichzeitig Einrichtung einer Praxis für Nervenleiden in Berlin W 50, Budapester Straße 53, mit Wohnung. Von November 1935 bis Dezember 1940 betreute Burlage den am 21. Juli 1893 in Greifswald geborenen und am 5. Februar 1947 in Berlin verstorbenen Schriftsteller Hans Fallada in seiner Einrichtung im Heidehaus siebenmal stationär

mit unterschiedlicher Aufenthaltsdauer. Burlage kannte Fallada schon aus gemeinsamer Schulzeit. Die Familien waren befreundet, die Burlages blieben kinderlos. Am 1. Januar 1943 wird Wilhelm Burlage zum Oberstabsarzt der Reserve ernannt, am 23. November 1943 wird er bei einem Bombenangriff in seinem Haus in der Budapester Straße getötet.

- Humboldt-Universität zu Berlin, Archiv, Personalakte B 137, Med. 1, Wilhelm Burlage und Nervenklinik 12.
- Neumärker KJ: Der andere Fallada. Eine Chronik des Leidens. 2. Aufl. Steffen Verlag, Berlin 2015.

Heinrich Christel Roggenbau

* 7. Februar 1896 in Schleswig, † 31. Januar 1970 in Wiesbaden
Ab 5. Mai 1924 Assistent in der Psychiatrischen und Nervenklinik der Charité, ab 3. Dezember 1935 Dozent, außerplanmäßiger Professor ab 3. August 1940.

Als Sohn des Kaufmanns Gustav-Adolf Roggenbau in Schleswig geboren. Besuch der Domschule (humanistisches Gymnasium) in Schleswig bis zur Notreifeprüfung. Am 7. August 1914 Eintritt als Kriegsfreiwilliger in das Königlich-Preußische Infanterie-Regiment von Manstein. Juni 1916 bei Verdun verwundet, Oktober 1918 schwer verwundet in der Champagne an der Médèah-Höhe. Letzte Dienststellung Leutnant und „Batls. Adjutant". Eisernes Kreuz I und II., „Meckl. Schwerin Verdienst-Kreuz II." Im April 1919 aus dem Heeresdienst entlassen. Medizinstudium in Kiel, Göttingen, Bonn, wieder Göttingen, hier am 7. Juli 1922 Staatsexamen; Approbation als Arzt im Januar 1923, am 3. Februar 1923 Promotion, drei Semester als Assistent am Anatomischen Institut in Göttingen. Übersiedlung 1924 nach Berlin, ab 5.Mai 1924 in der Psychiatrischen und Nervenklinik bei Bonhoeffer. Heirat mit der am 18. März 1897 geborenen Renate, geb. Gräfin von der Schulenburg-Wolfsburg, 4 Kinder: 1923, 1924, 1933, 1934. Habilitation „Zur Frage der körperlichen Störungen bei endogenen Psychosen und ihre Verwertbarkeit in differentialdiagnostischer Hinsicht", Begutachtung durch Bonhoeffer und Siebeck am 29. November 1934. Antrittsvorlesung am 16. Februar 1935, Ernennung zum Dozenten am 3. Dezember 1935, Oberassistent 1938, Ernennung zum Dozenten neuer Ordnung am 20. Juni 1939, Ernennung zum außerplanmäßigen Professor am 3. August 1940. Nach dem Ausscheiden von Prof. Zutt wird apl. Professor Roggenbau vom kommissarischen Dekan Prof. Dr. Karl Lohmann am 23. Januar 1946 mit der kommissarischen Leitung der Universitäts-Nervenklinik und Poliklinik beauftragt. Am 8. Okober 1947 teilt Roggenbau dem Dekan „ergebenst mit, dass ich einen Ruf nach Jena erhalten habe". Vorschlagsliste des Dekans zur Wiederbesetzung des Lehrstuhls für Psychiatrie und Neurologie an der Charité vom 15. November 1947 in Absprache mit Bonhoeffer: primo loco Kurt Schneider und Rudolf Thiele, secundo loco Jürg Zutt, tertio loco Roggenbau. Roggenbaus Vorlesungen im Sommersemester 1949: Mo.–Fr. 9–13 Klinik und Poliklinik der Nerven- und Geisteskrankheiten; Sonnabend 9–13 Praktikum mit Assistenten der Klinik; Mittwoch 13–14: „Geistige und seelische Störungen des Kindesalters. Für Hörer der pädagogischen Fakultät". Am 1. November 1948 wird Rudolf Thiele wieder in den Hochschuldienst eingestellt und übernimmt die Leitung der Nerven-Poliklinik. Am 1. Mai 1949 wird Thiele zum ordentlichen Professor für Neurologie und Psychiatrie berufen mit Lehrstuhl. Roggenbau ging 1949 nach Wiesbaden und publizierte als Nervenarzt.

- Humboldt-Universität zu Berlin, Archiv, Bestand Bereich (Charité), Nervenklinik 0340/121, PA 181, Bd. 1, Dr. Christel Roggenbau, Nervenklinik 12.
- Roggenbau C: Zur Frage der körperlichen Störungen der endogenen Psychosen und ihre Verwertbarkeit in differentialdiagnostischer Hinsicht. Mschr. Psychiat. Neurol. 92 (1935), 243–279.
- Roggenbau C: Über die Krankenbewegung an der Berliner Universitäts-Nervenklinik in den Jahren 1933–1945. Psychiat. Neurol. Med. Psychol. 1 (Mai 1949), 129-133.
- Roggenbau C: Karl Bonhoeffer zum Gedächtnis. Psychiat. Neurol. Med. Psychol. 1 (August 1949), 225–230.
- Roggenbau stellte in seiner Vorlesung am 11. Dezember 1946 im Hörsaal der Nervenklinik Hans Fallada vor. „Das, meine Herren, was Sie hier sehen, ist der Ihnen wohl allen bekannte Schriftsteller Hans Fallada oder vielmehr das, was die Sucht nach dem Rauschgift aus ihm gemacht hat: Ein Appendix!" Hans Fallada war vom 7. Dezember 1946 bis 13. Januar 1947 Patient in der Nervenklinik. Diese Äußerung wird vom Fallada-Biografen Jürgen Manthey erstmals in seinem bei rororo erschienenen Buch 1963 publiziert. Wie M. Kuhnke nachweisen konnte, ist diese Aussage nie von Roggenbau formuliert worden (s. K.-J. Neumärker).

Die biografischen Daten der auf dem Foto Abgebildeten sind nicht umfassend. Die von Kurt Kolle (1898–1975) in seiner Genealogie der Nervenärzte des deutschen Sprachgebietes aufgelisteten Mitarbeiter „Die Zweite Berliner Schule" finden sich in der Tabelle. Einige Biografien sollen die Zweite Berliner Schule um Bonhoeffer komplettieren. Sie dokumentieren das umfangreiche Gedankengut, das geschriebene und publizierte Wort der einzelnen Autoren. Karl Bonhoeffer ließ sie alle gewähren, er beeinflusste keinen, förderte aber jeden. Von daher wurde nahezu das gesamte Spektrum der Psychiatrie und Neurologie sowie deren Nebengebiete dieser Zeit in den Veröffentlichungen abgedeckt.

Heinrich Scheller

* 5. Januar 1901 in St. Avold bei Metz (Elsass-Lothringen), † Dezember 1972
Ab 1. Oktober 1925 in der Psychiatrischen und Nervenklinik der Charité bis 1941.

Heinrich Scheller, Sohn eines Generals, lebte die ersten Jahre in Freiburg im Breisgau. Nach dem frühen Tod des Vaters zog die Mutter nach Berlin, hier absolvierte er das humanistische Gymnasium. Medizinstudium, nachdem er zuerst Geschichte studierte. Staatsexamen im Dezember 1924, Promotion am 6. Februar 1926, Approbation am 1. Januar 1926. Freundschaft mit Herta Seidemann, Zusammenarbeit an Publikation „Zur Frage der optisch-räumlichen Agnosie", Mschr. Psychiat. Neurol. 81 (1932), H 3/4. Vom 1. Mai 1934 bis zum 31. Mai 1935 als Assistenzarzt bei Eugen Bleuler im Burghölzli in Zürich. Habilitation am 25. Juli 1938 bei Bonhoeffer. Ab 1. August 1939 Oberarzt. Im Zweiten Weltkrieg „psychiatrisch-neurologischer Militärarzt". 1941 Fleckfiebererkrankung. Nach Kriegsende Leiter der neurologischen Abteilung des Krankenhauses St. Georg in Hamburg. 1948 Berufung nach Erlangen. 1951 Nachfolger von Jürg Zutt in Würzburg, dort 1970 Emeritierung.

- Scheller H: Zur Geschichte der Psychiatrie an der Berliner Universität. Erinnerung an Karl Bonhoeffer. In: Leussink H, Neumann E, Kotowski G (Hrsg.): Studium Berolinense. de Gruyter, Berlin 1960, S. 290–311.
- Scheller H: Zur Bibliographie Karl Bonhoeffers (1868–1948). Arch. Psychiat. Neurol. 211 (1968), 470–474.
- Zutt J: In memoriam Heinrich Scheller 1901 bis 1972. Nervenarzt 44 (1973), 386–387.

Erwin Walter Alexander Straus

* 11. Oktober 1891 in Frankfurt am Main, † 20. Mai 1975 in Lexington/USA
Ab 1919 in der Psychiatrischen und Nervenklinik der Charité bis 1935, Lehrbefugnis entzogen, im November 1938 Emigration in die USA.

Erwin Straus entstammte einer jüdischen Familie, besuchte bis zum Abitur 1909 das Lessing-Gymnasium der Stadt Frankfurt am Main. Medizinstudium in Berlin, Zürich, München, Göttingen. August 1914 bis 1919 Militärdienst, Verwundung im Frühjahr 1918. Ab 1919 in der Nervenklinik bei Bonhoeffer, bei ihm Promotion „Zur Pathogenese des chronischen Morphinismus". 1927 Habilitation bei Bonhoeffer, Privatdozent, 1931 außerodentlicher Professor für Psychiatrie und Neurologie an der Charité. 1928 zusammen mit Kurt Beringer (1893–1949), Willy Mayer-Gross (1889–1961) und Karl Hansen (1893–1962) Gründung der Zeitschrift „Der Nervenarzt". Gibt 1936 die Redaktion an Jürg Zutt ab. Von 1925 bis 1930 erscheinen unter Bonhoeffer vier Monografien: „Wesen und Vorgang der Suggestion", „Das Problem der Individualität", „Untersuchungen über die postchoreatischen Motilitätsstörungen, insbesondere die Beziehungen der Chorea minor zum Tic" sowie „Geschehnis und Erlebnis". 1935 „Vom Sinn der Sinne". In der Bonhoeffer-Zeit auch Ausbildung in Neurologie bei Richard Cassirer (1868–1925) in der Neurologischen Poliklinik am Schiffbauerdamm 25, ehemals Dr. Oppenheim. Enge Kontakte zu Zutt, von Gebsattel, Binswanger.
Nach Emigration mit Ehefrau die ersten sechs Jahre in North Carolina. 1946 an der Johns Hopkins University in Baltimore ärztliches, 1947 psychiatrisches Diplom. Seit 1946 lebte er in Lexington/Kentucky, hier Director of Professional Education and Research am Veteran Administration Hospital. Nach dem Zweiten Weltkrieg ab 1947 regelmäßig Besuche in Deutschland, für ein Jahr Gastprofessor an der Universität Würzburg. Am 20.Mai 1975 Tod in Lexington.

- Brief von Bonhoeffer (undatiert): Empfehlung als „Leiter einer Klinik" in Bern.

- Straus E: Geschehnis und Erlebnis. Springer, Berlin 1930.
- Straus E: Vom Sinn der Sinne. Springer, Berlin 1935, 2. Aufl. 1956.
- Straus E: Psychologie der menschlichen Welt. Gesammelte Schriften. Springer, Berlin–Göttingen–Heidelberg 1960.
- Straus E: Psychiatrie und Philosophie. In: Gruhle HW, Jung R, Mayer-Gross W, Müller M (Hrsg.): Psychiatrie der Gegenwart, Bd. I/2, S. 926–996. Springer, Berlin–Göttingen–Heidelberg 1963.
- Straus E, Zutt J: Die Wahnwelten (endogene Psychosen). Akademische Verlagsanstalt, Frankfurt 1963.

- Kuhn R: Erwin Straus. 1891–1975. Arch. Psychiat. Nervenkr. 220 (1975), 275–280.
- Bräutigam W: Erwin Straus. Nervenarzt 47 (1976), 1–3.
- Bossong E: Zu Leben und Werk von Erwin Walter Alexander Straus (1891–1975) mit Ausblicken auf seine Bedeutung für die medizinische Psychologie. Königshausen & Neumann, Würzburg 1991.
- Bossong E: Zum Verständnis des Begriffs „Der schicksallose Raum“ von Erwin Straus. Fundamenta Psychiatrica 14 (2000), 155–161.
- Vorlesungen Sommersemester 1933: Prof. Erwin Straus. Mi. 12–13, „Indikationen und Grenzen der Psychotherapie“, „Übungen zur Medizinischen Psychologie“, einstündig nach Vereinbarung (Universität).

Franz Josef Kallmann

* 24. Juli 1897 in Neumarkt/Schlesien, † 12. Mai 1965 in New York
Vom 15. Januar 1927 bis 31. März 1928 in der Psychiatrischen und Nervenklinik der Charité.

Als Sohn des Sanitätsrats Dr. Bruno Kallmann geboren. „Die Familien meiner Eltern sind jüdischer Abstammung, aber in den jetzigen Generationen durchweg zum Christentum übergetreten."
Besuch des Kaiser-Wilhelm-Gymnasiums in Breslau, war während dieser Zeit beim Pastor der Trinitatis-Kirche Herrn Lic. Conrad in Pension. 1914 Abitur. Studium der Medizin in Breslau und Bonn, 1916 ärztliche Vorprüfung, 1919 ärztliches Staatsexamen. Am 7. August 1914 „als erster Freiwilliger im Grenadier-Regiment Nr. 11 in Breslau". Am 10. Oktober 1914 als Gefreiter an die Westfront in Frankreich. Verwundung 1915, im Januar 1916 „felddienstunfähig" mit Kriegsrente entlassen, Fortsetzung des Studiums, trotzdem Sanitätsdienst. Im Januar 1919 zum oberschlesischen Grenzschutz als Bataillonsarzt in Königshütte. 1915 Eisernes Kreuz I, Ehrenzeichen für Frontkämpfer im Februar 1925.
Facharzt in der Nervenklinik der Charité. Auf Vorschlag von Bonhoeffer am 1. April 1928 Übernahme der Leitung der neuropathologischen Prosektur der Anstalt Berlin-Herzberge. Sammelte hier Krankenakten von 1893 bis 1902 und wertete erbbiologisch die Verwandten schizophrener Patienten mit statistischen Methoden aus. Ab 1930 auch Leitung der Prosektur in der Heil- und Pflegeanstalt Wuhlgarten und „anstaltsärztliche Tätigkeit", Anwendung der Fieberbehandlungsmethodik. Ab 1931 häufig Gastwissenschaftler in der Genealogisch-Demographischen Abteilung (GDA) in der 1918 in München gegründeten Deutschen Forschungsanstalt für Psychiatrie bei Ernst Rüdin (1874–1952), der ihn wie Karl Bonhoeffer unterstützte. Bonhoeffer schrieb am 30. Oktober 1935 an Prof. Carp in Leyden und am 6. Dezember 1935 an die Rockefeller Foundation wegen eines Stipendiums für Kallmann. Anfang Oktober 1936 emigrierte Kallmann mit seiner Frau Helly (geb. Bürger), die er 1922 geheiratet hatte, nach New York. Die Ehe blieb kinderlos. In den USA war er mittellos, seine Ansichten über Erbbiologie der Schizophrenien aber bekannt. Kallmann fand Unterstützung durch den amerikanischen Anthropologen deutsch-jüdischer Abstammung Franz Boas (1858–1942). Ab 1938 finanzielle Unterstützung. In englischer Sprache erschien unter dem Titel „The genetics of schizophrenia" das fertige Manuskript über die Vererbung der Schizophrenie, das Kallmann aus Deutschland mitgebracht hatte. Ab Februar 1944 planmäßige Stelle und Leitung der Genetics Research Division des Psychiatrischen Instituts an der Columbia University in New York. 1955 dort Professor für Psychiatrie (Medical Genetics), 1963 Emeritierung. 1965 gestorben.

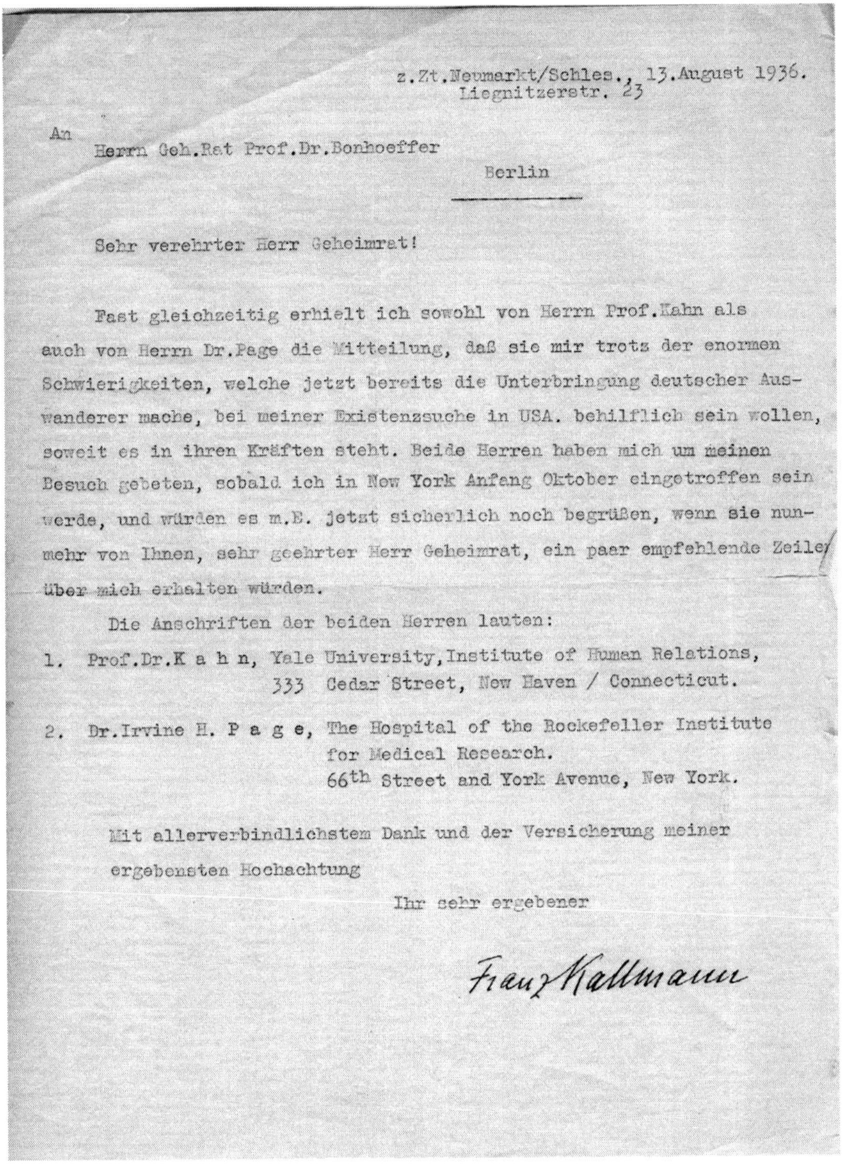

z.Zt.Neumarkt/Schles., 13.August 1936.
Liegnitzerstr. 23

An

Herrn Geh.Rat Prof.Dr.Bonhoeffer

Berlin

Sehr verehrter Herr Geheimrat!

Fast gleichzeitig erhielt ich sowohl von Herrn Prof.Kahn als auch von Herrn Dr.Page die Mitteilung, daß sie mir trotz der enormen Schwierigkeiten, welche jetzt bereits die Unterbringung deutscher Auswanderer mache, bei meiner Existenzsuche in USA. behilflich sein wollen, soweit es in ihren Kräften steht. Beide Herren haben mich um meinen Besuch gebeten, sobald ich in New York Anfang Oktober eingetroffen sein werde, und würden es m.E. jetzt sicherlich noch begrüßen, wenn sie nunmehr von Ihnen, sehr geehrter Herr Geheimrat, ein paar empfehlende Zeilen über mich erhalten würden.

Die Anschriften der beiden Herren lauten:

1. Prof.Dr.K a h n, Yale University,Institute of Human Relations,
333 Cedar Street, New Haven / Connecticut.

2. Dr.Irvine H. P a g e, The Hospital of the Rockefeller Institute
for Medical Research.
66th Street and York Avenue, New York.

Mit allerverbindlichstem Dank und der Versicherung meiner ergebensten Hochachtung

Ihr sehr ergebener

Franz Kallmann

Brief von Kallmann an Bonhoeffer für Empfehlungsschreiben

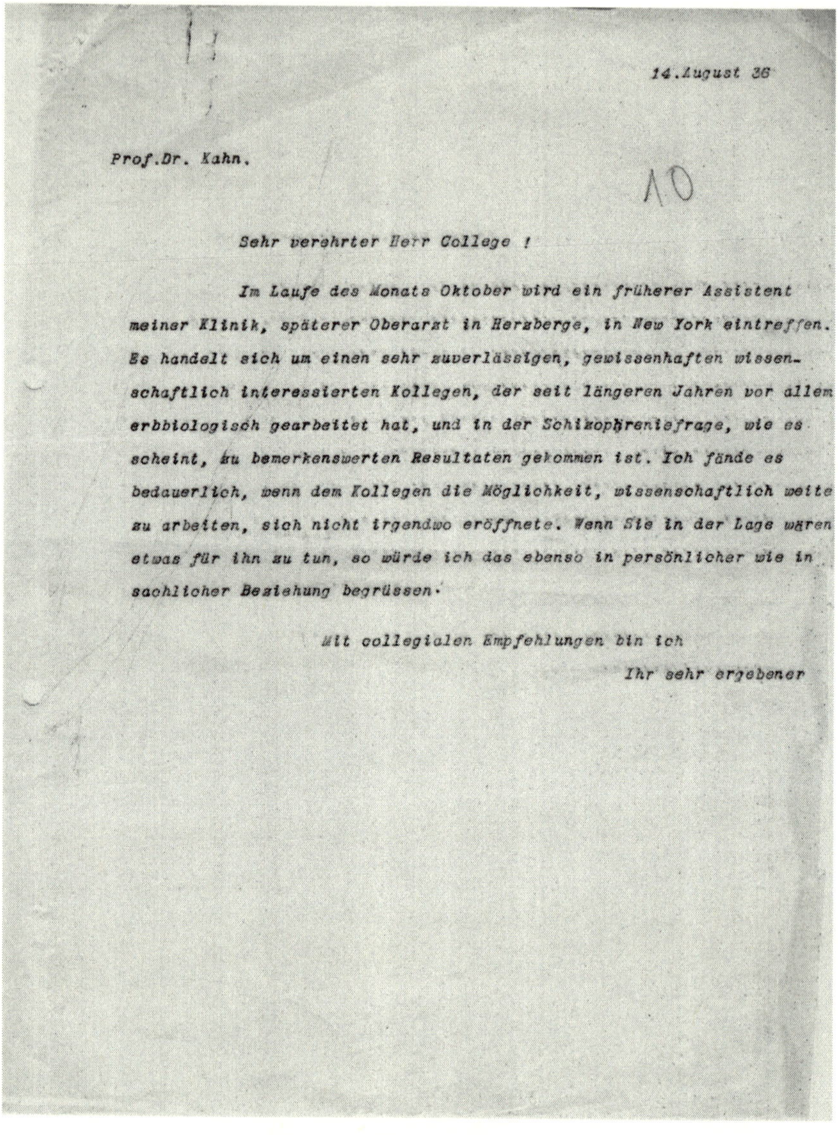

14. August 36

Prof. Dr. Kahn.

10

Sehr verehrter Herr College !

Im Laufe des Monats Oktober wird ein früherer Assistent meiner Klinik, späterer Oberarzt in Herzberge, in New York eintreffen. Es handelt sich um einen sehr zuverlässigen, gewissenhaften wissenschaftlich interessierten Kollegen, der seit längeren Jahren vor allem erbbiologisch gearbeitet hat, und in der Schizophreniefrage, wie es scheint, zu bemerkenswerten Resultaten gekommen ist. Ich fände es bedauerlich, wenn dem Kollegen die Möglichkeit, wissenschaftlich weite zu arbeiten, sich nicht irgendwo eröffnete. Wenn Sie in der Lage wären etwas für ihn zu tun, so würde ich das ebenso in persönlicher wie in sachlicher Beziehung begrüssen.

Mit collegialen Empfehlungen bin ich

Ihr sehr ergebener

Brief von Bonhoeffer an Kahn

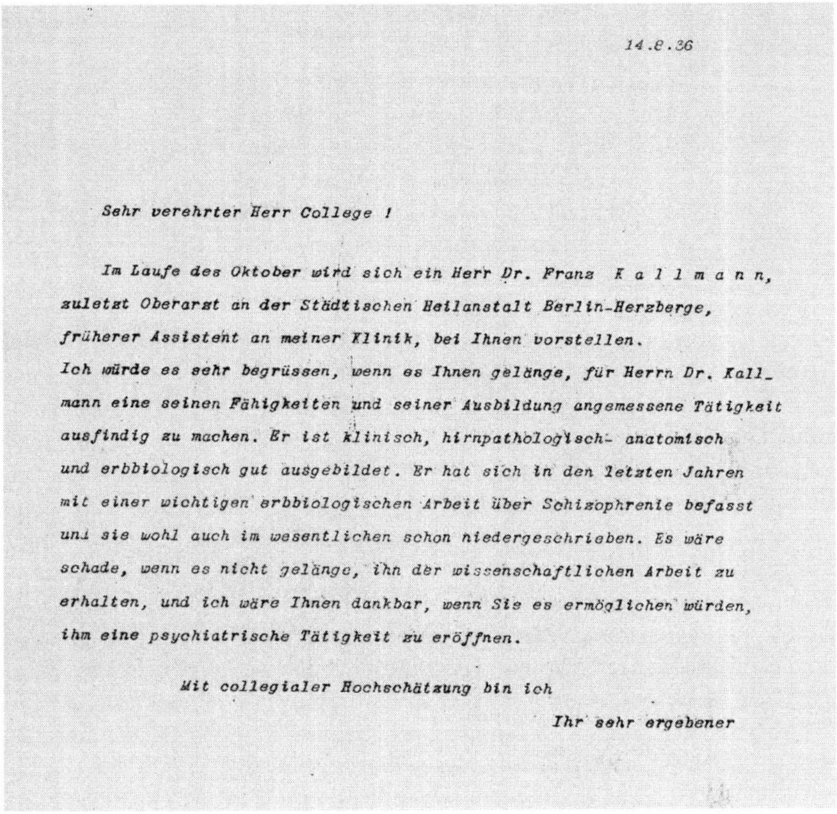

14.8.36

Sehr verehrter Herr College !

Im Laufe des Oktober wird sich ein Herr Dr. Franz K a l l m a n n, zuletzt Oberarzt an der Städtischen Heilanstalt Berlin-Herzberge, früherer Assistent an meiner Klinik, bei Ihnen vorstellen.
Ich würde es sehr begrüssen, wenn es Ihnen gelänge, für Herrn Dr. Kall_mann eine seinen Fähigkeiten und seiner Ausbildung angemessene Tätigkeit ausfindig zu machen. Er ist klinisch, hirnpathologisch- anatomisch und erbbiologisch gut ausgebildet. Er hat sich in den letzten Jahren mit einer wichtigen erbbiologischen Arbeit über Schizophrenie befasst und sie wohl auch im wesentlichen schon niedergeschrieben. Es wäre schade, wenn es nicht gelänge, ihn der wissenschaftlichen Arbeit zu erhalten, und ich wäre Ihnen dankbar, wenn Sie es ermöglichen würden, ihm eine psychiatrische Tätigkeit zu eröffnen.

Mit collegialer Hochschätzung bin ich

Ihr sehr ergebener

Empfehlungsschreiben für Kallmann von Bonhoeffer

- Humboldt-Universität zu Berlin, Archiv, Bestand Nervenklinik Nr. 3; hier: Lebenslauf, beruflicher Werdegang, wissenschaftliche Arbeiten, Schriftwechsel mit K. Bonhoeffer.
- Kallmann FJ: The genetics of schizophrenia. Augustin, New York 1938.
- Kallmann FJ: The genetic theory of schizophrenia. An Analysis of 691 schizophrenic twin Index families. Amer. J. Psychiat. 103 (1946), 309-322.
- Panse F: Zur Erinnerung an Franz Kallmann 1897–1965. Arch. Psychiat. Nervenkr.. 208 (1966), I-IV.
- Maier W: Franz Josef Kallmann (1897–1965). In: Hippius H, Holdorff B, Schliack H (Hrsg.): Nervenärzte 2: Biographien. Thieme, Stuttgart 2006, S. 97–106.
- Cottebrune A: Franz Josef Kallmann (1897–1965) und der Transfer psychiatrisch-genetischer Wissenschaftskonzepte vom NS-Deutschland in die USA. Medizinhistorisches Journal 44 (2009), 296–324.

Arthur Kronfeld

* 9. Januar 1886 in Berlin, † 16. Oktober 1941 in Moskau
(Suizid mit Ehefrau durch Veronal)
1927 Habilitation bei Bonhoeffer mit dem Thema
„Die Psychologie in der Psychiatrie“,
Gutachter: Karl Bonhoeffer und Gustav von Bergmann (1878–1955),
Publikation bei Springer, Berlin 1927.

Arthur Kronfeld war der Erstgeborene von drei Kindern des Vaters Dr. jur. Salli Kronfeld, jüdischer Kantor aus Thorn, und der Mutter Laura (geb. Liebmann). Besuch des Sophiengymnasiums in Berlin, Abitur am 3. März 1904. Medizinstudium ab 1904 in Jena, ab 1905 in München, 1905–1908 in Berlin, 1908–1909 in Heidelberg. Staatsexamen am 27. März 1909. Medizinalpraktikant am Berliner Städtischen Krankenhaus Moabit (Innere) und in der Psychiatrischen Klinik Heidelberg bei Franz Nissl, hier auch Dissertation „Beitrag zum Studium der Wassermannschen Reaktion und ihrer Anwendung in der Psychiatrie“. Promotion am 7. Dezember 1909 und Anstellung in der Psychiatrie Heidelberg zum 1. Juni 1910. Ab 17. Oktober 1911 bis zum 31. Oktober 1913 Assistent an der Psychiatrischen Klinik in Heidelberg. Militärdienst, dazwischen philosophische Dissertation „Experimente zum Mechanismus der Auffassung“ und Promotion 1912. Zum 1. Dezember 1913 Wechsel an die Städtische Irrenanstalt Wittenau (später Dalldorf) zu Hugo Liepmann (1863–1927). Ab 2. August 1914 Frontarzt an der Westfront/Verdun, EK I. und II. Ab 1917 Aufbau einer Nervenstation in Freiburg/Breisgau. Am 8. August 1918 Heirat in Freiburg mit der Berliner Stenotypistin Lydia Quien. In Berlin kurze Tätigkeit an der Städtischen Irrenanstalt Herzberge. Mitbegründer und Organisator des am 6. Juli 1919 eröffneten „Instituts für Sexualwissenschaften“ von Magnus Hirschfeld (1868–1935). 1926 Niederlassung in eigener Praxis in Berlin-Tiergarten. 1927 Habilitation „Die Psychologie in der Psychiatrie“, Privatdozent. Am 5. März 1928 im Hörsaal der Psychiatrischen und Nervenklinik der Charité Gründung der Ortsgruppe der Allgemeinärztlichen Gesellschaft für Psychotherapie mit Vortrag „Der psychotherapeutische Gedanke in der gegenwärtigen Medizin“. Gründung des Vorstandes mit Birnbaum, Döblin, Grünthal, Horney, J. H. Schultz, Straus. 1931 Ernennung zum außerplanmäßigen außerordentlichen Professor. 1931 Mitglied im „Verein sozialistischer Ärzte“. Ab 1933 als Jude schrittweise Ausschaltung aus der Öffentlichkeit. Da Frontsoldat, erfolgte der Entzug der Lehrerlaubnis erst am 1. Februar 1935. Emigration in die Schweiz, Anstellung im Privatsanatorium des Sohnes von August Forel. 1936 Ausweisung, Emigration nach Moskau. Dort ist er bei Erich Sternberg (1903–1980) am „Neurowissenschaftlichen Zentralinstitut für Fortbildung“ untergekom-

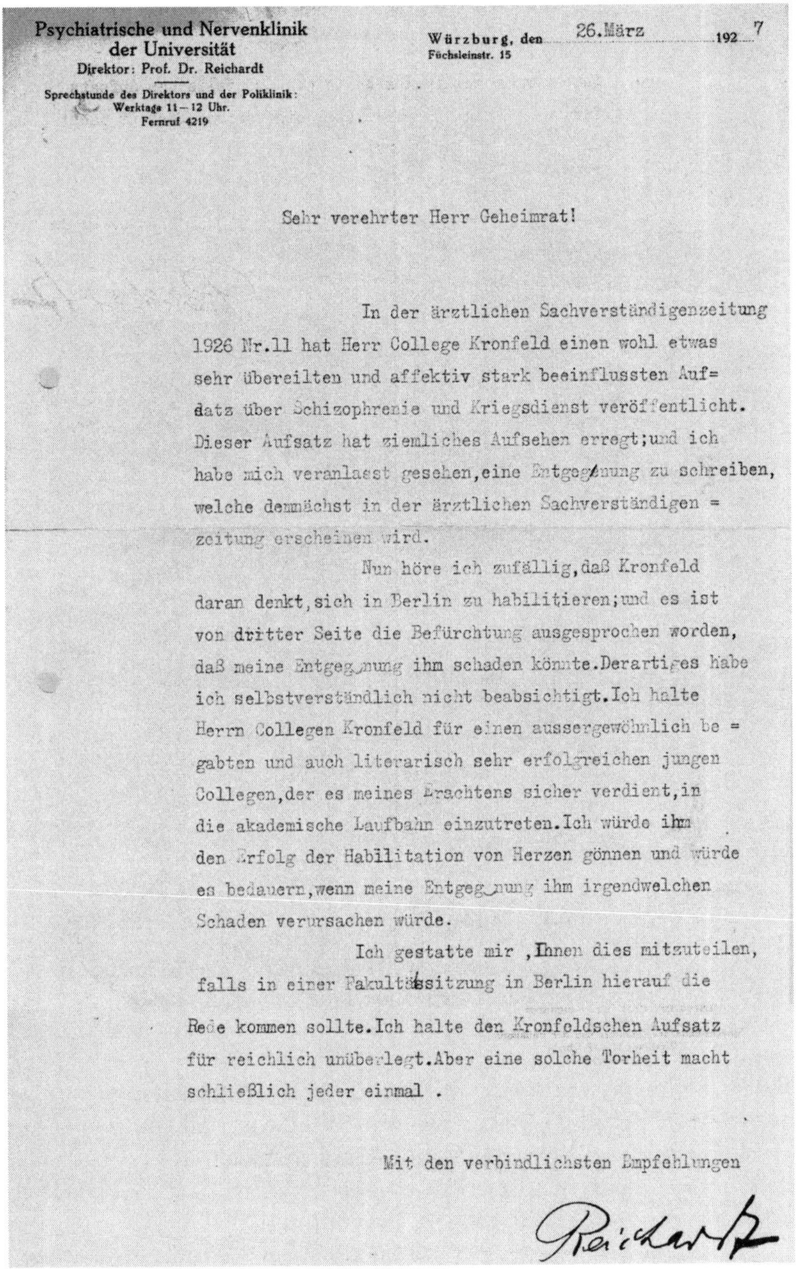

Psychiatrische und Nervenklinik der Universität
Direktor: Prof. Dr. Reichardt

Sprechstunde des Direktors und der Poliklinik:
Werktags 11–12 Uhr.
Fernruf 4219

Würzburg, den 26.März 1927
Füchsleinstr. 15

Sehr verehrter Herr Geheimrat!

In der ärztlichen Sachverständigenzeitung 1926 Nr.11 hat Herr College Kronfeld einen wohl etwas sehr übereilten und affektiv stark beeinflussten Auf=datz über Schizophrenie und Kriegsdienst veröffentlicht. Dieser Aufsatz hat ziemliches Aufsehen erregt;und ich habe mich veranlasst gesehen,eine Entgegnung zu schreiben, welche demnächst in der ärztlichen Sachverständigen = zeitung erscheinen wird.

Nun höre ich zufällig,daß Kronfeld daran denkt,sich in Berlin zu habilitieren;und es ist von dritter Seite die Befürchtung ausgesprochen worden, daß meine Entgegnung ihm schaden könnte.Derartiges habe ich selbstverständlich nicht beabsichtigt.Ich halte Herrn Collegen Kronfeld für einen aussergewöhnlich be = gabten und auch literarisch sehr erfolgreichen jungen Collegen,der es meines Erachtens sicher verdient,in die akademische Laufbahn einzutreten.Ich würde ihm den Erfolg der Habilitation von Herzen gönnen und würde es bedauern,wenn meine Entgegnung ihm irgendwelchen Schaden verursachen würde.

Ich gestatte mir ,Ihnen dies mitzuteilen, falls in einer Fakultätssitzung in Berlin hierauf die Rede kommen sollte.Ich halte den Kronfeldschen Aufsatz für reichlich unüberlegt.Aber eine solche Torheit macht schließlich jeder einmal .

Mit den verbindlichsten Empfehlungen

Reichardt

Brief des Direktors Prof. Dr. Reichardt der Psychiatrischen und Nervenklinik der Universität Würzburg vom 26. März 1927 an Geheimrat Bonhoeffer wegen eines Aufsatzes von Kronfeld über Schizophrenie und Kriegsdienst

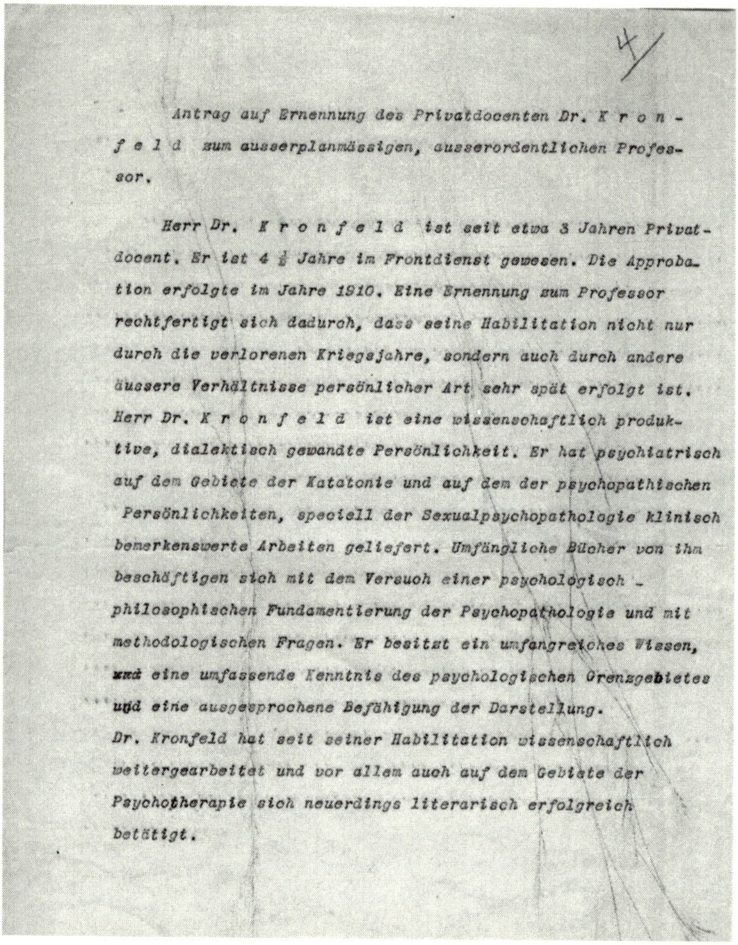
4/

Antrag auf Ernennung des Privatdocenten Dr. K r o n - f e l d zum ausserplanmässigen, ausserordentlichen Professor.

Herr Dr. K r o n f e l d ist seit etwa 3 Jahren Privatdocent. Er ist 4 ½ Jahre im Frontdienst gewesen. Die Approbation erfolgte im Jahre 1910. Eine Ernennung zum Professor rechtfertigt sich dadurch, dass seine Habilitation nicht nur durch die verlorenen Kriegsjahre, sondern auch durch andere äussere Verhältnisse persönlicher Art sehr spät erfolgt ist. Herr Dr. K r o n f e l d ist eine wissenschaftlich produktive, dialektisch gewandte Persönlichkeit. Er hat psychiatrisch auf dem Gebiete der Katatonie und auf dem der psychopathischen Persönlichkeiten, speciell der Sexualpsychopathologie klinisch bemerkenswerte Arbeiten geliefert. Umfängliche Bücher von ihm beschäftigen sich mit dem Versuch einer psychologisch - philosophischen Fundamentierung der Psychopathologie und mit methodologischen Fragen. Er besitzt ein umfangreiches Wissen, ~~und~~ eine umfassende Kenntnis des psychologischen Grenzgebietes und eine ausgesprochene Befähigung der Darstellung.
Dr. Kronfeld hat seit seiner Habilitation wissenschaftlich weitergearbeitet und vor allem auch auf dem Gebiete der Psychotherapie sich neuerdings literarisch erfolgreich betätigt.

Antrag Bonhoeffer zur Ernennung Kronfelds zum außerplanmäßigen, außerordentlichen Professor

men. 1937 erhielt er mit seiner Frau die sowjetische Staatsbürgerschaft. 1939 Direktor der „Abteilung für experimentelle Pathologie und Therapie der Psychosen“. Kronfeld erlernte russisch und schrieb Artikel in russisch. Kronfelds sollten aus Moskau in das Hinterland evakuiert werden, da die Wehrmacht an Moskau heranrückte. Am 16. Oktober 1941 Suizid.

- Brief Prof. Bonhoeffer 1931: „Antrag auf Ernennung des Privatdocenten Dr. Kronfeld zum außerplanmäßigen, außerordentlichen Professor“.
- Gutachten Prof. Bonhoeffer 1927 zur Habilitationsschrift von Kronfeld.

- Kittel, I.-W.: Arthur Kronfeld 1886–1941. Ein Pionier der Psychologie, Sexualwissenschaft und Psychotherapie. Ausstellungskatalog Bibliothek der Universität Konstanz, 1988.
- Kretschmer, W.: Arthur Kronfeld – ein Vergessener. Zu seinem 100. Geburtstag. Nervenarzt 58 (1987) 737–742.
- Schröder Chr.: Arthur Kronfeld (1886–1941). Ein Psychiater im Dienste der Psychotherapie. Psychiat. Neurol. med. Psychol. 38 (1986) 411–418.

Erich Sternberg

* 4. Juli 1903 in Posen, † 19. August 1980 in Moskau

Einziges Kind des Kaufmanns Jaques Sternberg und seiner Frau Agnes (in Posen geboren). 1905 zog die Familie nach Berlin-Schöneberg, hier Besuch des Werner-Siemens-Realgymnasiums. Auf dem Gymnasium Bekanntschaft mit Heinrich Schulte (1910–1972). Medizinstudium an der Friedrich-Wilhelms-Universität zu Berlin, nach Abschluss erste Assistentenstelle von 1929 bis 1933 am Stadtkrankenhaus Löbtauer Straße und an der Psychiatrischen und Nervenklinik in Dresden bei Prof. Dr. Reiss. Nach anderer Version ging er 1931 als unbezahlter Volontärarzt zu Bonhoeffer an die Charité-Nervenklinik. 1933 als Jude entlassen. Durch Vermittlung des Völkerbundes in Genf Emigration mit Ehefrau Ellen und seiner verwitweten Mutter nach Moskau. In Moskau Trennung von der Ehefrau, die nach Österreich geht. Die Mutter geht nach London. 1936 verliert er seine Stellung in Moskau, geht nach Kasachstan und arbeitet als Arzt. 1938 „Kandidatenarbeit“ (Habilitationsschrift): „Zerfall der Sprache bei der Pickschen Krankheit“. Er heiratet die russische Frau Anja. Nach Stalins Tod am 5. März 1953 in Moskau wird Sternberg sofort rehabilitiert und arbeitet als „Sektionschef für Gerontopsychiatrie“ an der Akademie für Ärztliche Fortbildung in Moskau.
Zur Feier des 100. Geburtstages von Karl Bonhoeffer 1968 kam Sternberg erstmals als Vertreter der Sowjet-Psychiatrie in die DDR.

- Brief von Prof. Dr. Reiss, Dresden, vom 28. April 1933 an Prof. Bonhoeffer zwecks Unterstützung Sternbergs, da er „als Jude abgebaut“ wurde.
- Sternberg E: Über die Stramoniumbehandlung extrapyramidaler Erkrankungen. Nervenarzt 3 (1930), 13–22.
- Peters UH: In memoriam Erich Sternberg. Nervenarzt 52 (1981), 619-620.

PROFESSOR DR. REISS
LEITER DES STADTKRANKENHAUSES LÖBTAUER STR.
DIREKTOR DER PSYCHIATR. U. NERVENKLINIK

DRESDEN-A. 24, den 28. April 1938
Altenzeller Str. 34, Fernruf 46516

5/

Sehr verehrter Herr Geheimrat!

Mein Aissistent Dr. Erich Sternberg, der früher auch einmal kürzere Zeit in Jhrer Klinik gearbeitet hat, ist als Jude abgebaut worden. Da er in Deutschland keinerlei Fortkommensmöglichkeit hat, möchte er nach Frankreich gehen. Das französische Consulat hat ihm gesagt er würde dort erhebliche Erleichterung und Verkürzung der Vorbereitungszeit zum medizischen Examen erlangen, wenn er Empfehlungen namhafter
? französischer Psychiater vorlegen könne. Ich erlaube mir daher die Bitte, ob Sie vielleicht in diesem Sinne ihm behilflich sein könnten. Er wird Jhnen seine Bitte im Laufe der kommenden Woche noch persönlich vortragen. Auf Grund meiner Erfahrungen mit Herrn Sternberg kann ich nur wärmstens für ihn eintreten. Er hat nicht nur dienstlich Vorzügliches geleistet, er hat sich auch menschlich ausgezeichnet bewährt. Obwohl er bei Beginn seiner Tätigkeit hier keine ihm freundliche Stimmung vorfand, hat er es durch sein taktvolles Benehmen und sein unermüdliches Sicheinsetzen für den Betrieb rasch verstanden, sich weitgehend Sympathieen zu erwerben. Auch die anderen Kliniken, in denen er beratend tätig war, bedauern ehrlich sein Weggehen und haben dem auch offen Ausdruck gegeben. Diejenigen Züge, die Sie einmal bei einem Gespräch ~~xxxx~~ mir gegenüber an ihm rügten, hat er mit dem Älter werden ganz abgelegt. Ich würde es sehr wünschen, wenn es gelänge dem tüchtigen und strebsamen Menschen eine Fortkommensmöglichkeit zu eröffnen.

In vorzüglicher Hochachtung und mit ganz ergebenen Grüssen

Jhr

Reiss

Brief Prof. Dr. Reiss (Dresden) wegen Sternberg an Bonhoeffer
(Eduard Reiss 1878–1957, Habilitation bei Robert Gaupp in Tübingen,
ab 1924 Leitung der Psychiatrischen Abteilungen des Stadtkrankenhauses Dresden)

Friedrich Panse

* 30. März 1899 in Essen, † 6. Dezember 1973 in Bochum

Vom 1. Mai 1924 bis zum 30. Oktober 1927 „regelmäßig" in der Psychiatrischen und Nervenklinik der Charité gearbeitet. Im Schreiben von Bonhoeffer vom 27. Oktober 1928 „in den Nachmittagsstunden hier auf der Nervenklinik regelmäßig gearbeitet". „... Dr. Panse, der bis zu seinem Eintritt in die städtische Assistentenstelle an der hiesigen Klinik Volontärarzt war ... im Ganzen 5 Jahre."

Sohn eines protestantischen Schlossers, der bei Krupp als Obermeister arbeitete. Nach Notabitur 1917 einfacher Soldat bei der Artillerie. 1919–1923 Medizinstudium in Münster und Berlin. 1924 Approbation und Promotion bei Bonhoeffer. Am 1. Mai 1924 Assistenzarzt an den Wittenauer Heilstätten, später dort Anstalts- und Oberarzt. 1924 Hochzeit mit Louise Klapdor, 1927 Tochter Sigrid geboren. 1935 Mitglied des Erbgesundheitsobergerichts in Berlin. Januar 1936 Habilitation. In Berlin Bekanntschaft mit Kurt Pohlisch, der 1937 vergeblich ein persönliches Ordinariat für Panse beantragte. 1. April 1937 Mitglied der NSDAP, NS-Dozentenbund. 1940 Gutachter der „Aktion T4". 1954–1967 Leiter des Rheinischen Landeskrankenhauses Düsseldorf-Grafenberg, Lehrstuhlinhaber an der Universitäts-Nervenklinik in Düsseldorf. 1958 Rektor der Universität Düsseldorf.

- Aus E. Klee, S. 449: 1924 Psychiater der Wittenauer Heilstätten Berlin. 1936 Leitender Arzt am Rheinischen Provinzial-Institut für psychiatrisch-neurologische Erbforschung in Bonn. 1937 Dozent, Lehrauftrag Rassenhygiene. NSDAP, NS-Dozentenbund, T4-Gutachter ab 14. Mai 1940. Mai 1942 Beratender Militärpsychiater Wehrkreis VI. Oktober 1942 apl. Professor für Psychiatrie, Neurologie und Rassenhygiene in Bonn. Freispruch bei Euthanasie. Direktor Anstalt Düsseldorf-Grafenberg und Universitäts-Nervenklinik Düsseldorf.
- Panse F: Zur Erinnerung an Franz Kallmann 1897–1965. Arch. Psychiat. Nervenkr. 208 (1966), I-IV.
- Brief von „Dr. Panse" an „Sehr geehrte Frau Lück" (Chefsekretärin von Prof. Bonhoeffer) vom 26. Oktober 1928.
- Brief Bonhoeffers vom 27. Oktober 1928 „... Ich bescheinige ...".
- Brief Bonhoeffers vom 12. Mai 1931 zur Unterstützung Dr. Panse um „Oberarztstelle an den Städtischen Anstalten".
- Klages W: Nachruf Friedrich Panse 1899–1973. Nervenarzt 47 (1976), 745–746.

Dr. P a n s e . Baumschulenweg, den 26. Oktober 1928.

Sehr geehrte Frau L ü c k !

Das Anliegen, mit dem ich heute komme, hätte ich gern bei Ihnen persönlich vorgebracht. Ich kann es aber leider nicht machen, weil ich zurzeit hier vormittags wegen Erkrankung anderer Kollegen nicht frei kommen kann.

Es handelt sich kurz um folgendes:

Die Stadt Berlin richtet beamtete Anstaltsarztstellen ein, um die ich mich natürlich, unterstützt durch meinen Chef Direktor B r a t z, auch bemühe. Um das nachdrücklich unterstützen zu können, bedarf ich eines Zeugnisses von Herrn Geheimrat B o n h öf f e r, dass ich vom 1. Mai 1924 bis zum 30. Oktober 1927 regelmässig an der dortigen Klinik gearbeitet habe.

Ich habe Herrn Geheimrat gestern Abend nach der Hufeland'schen Gesellschaft bereits persönlich darum gebeten, und Herr Geheimrat hat es mir auch liebenswürdigerweise zugesagt; er beauftragte mich, Ihnen die nötigen Daten für dieses Zeugnis zu übergeben, was ich hiermit tue.

Die Dauer meiner Betätigung schrieb ich schon. Falls Personalien von Wichtigkeit sind:

Friedrich P a n s e, geboren 30. III. 1899 zu Essen,
Assistenzarzt an den Wittenauer Heilstätten.

Ich habe während der Zeit im wesentlichen neurologisch gearbeitet. Näher informieren könnten Herrn Geheimrat:
Dr. P o h l i s c h, Dr. A l b r e c h t und Dr. J o s s m a n n, bei denen ich ~~auch~~ gearbeitet habe.

Dem Zeugnis lege ich die grösste Bedeutung bei, weil es

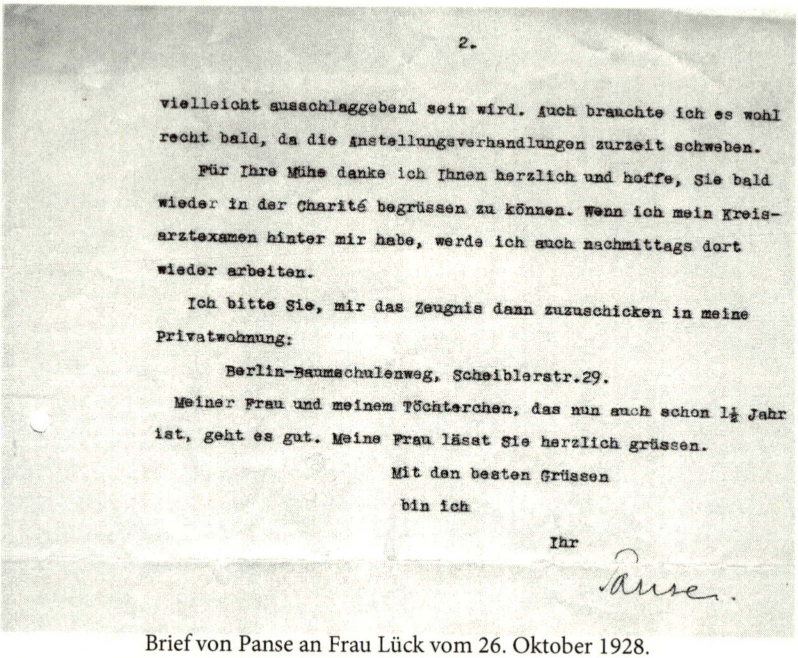

2.

vielleicht ausschlaggebend sein wird. Auch brauchte ich es wohl recht bald, da die Anstellungsverhandlungen zurzeit schweben.

Für Ihre Mühe danke ich Ihnen herzlich und hoffe, Sie bald wieder in der Charité begrüssen zu können. Wenn ich mein Kreisarztexamen hinter mir habe, werde ich auch nachmittags dort wieder arbeiten.

Ich bitte Sie, mir das Zeugnis dann zuzuschicken in meine Privatwohnung:

Berlin-Baumschulenweg, Scheiblerstr.29.

Meiner Frau und meinem Töchterchen, das nun auch schon 1½ Jahr ist, geht es gut. Meine Frau lässt Sie herzlich grüssen.

Mit den besten Grüssen

bin ich

Ihr

Panse.

Brief von Panse an Frau Lück vom 26. Oktober 1928.
Panse bittet die Sekretärin von Bonhoeffer um Unterstützung

Hans Seelert

* 17. Mai 1882 in Lobsens (Posen), † nicht bekannt

Von Juni 1912 bis Oktober 1923 in der Psychiatrischen und Nervenklinik der Charité. War schon seit 1910 Assistent bei K. Bonhoeffer in Breslau. „Im Jahre 1912 ist er mir hierher nach Berlin gefolgt" (Karl Bonhoeffer, Schreiben vom 9. August 1919). Habilitation verzögert durch „Abwesenheit im Felde". Privatdozent 1919, nichtbeamteter außerordentlicher Professor im Januar 1922. Ab 1926 dirigierender Arzt in der „Heil- und Pflegeanstalt Berlin-Buch". 1939 ausgeschieden ins Privatleben.

8.II.26

Herr Prof. Dr. Hans S e e l e r t ist im April 1910 als Assistent an meine Klinik in Breslau gekommen. Da er in seinen Leistungen als Assistent sich als sehr tüchtig erwies, habe ich ihn anlässlich meiner Berufung nach Berlin im April 1912 an die psychiatrische Klinik der Charité übernommen. Er hat sich hier im klinischen Dienste als Abteilungsarzt auf der Nerven - und psychiatrischen Abteilung wie in der Poliklinik als tüchtiger und gewissenhafter, von den Patienten geschätzter Arzt erwiesen. Sein starkes wissenschaftliches Interesse gab mir Veranlassung, nachdem er eine Reihe anerkannter wissenschaftlicher Arbeiten veröffentlicht hatte, im Jahre 1919 ihn der Fakultät als Privatdocenten zu empfehlen. Als Docent hat er auf dem Gebiete der allgemeinen Psychopathologie wie der klinischen Untersuchungstechnik und auch in forensisch - psychiatrischer Beziehung eine umfangreiche Lehrtätigkeit entfaltet. Im Januar 1922 ist er zum a.o. Professor ernannt worden. - Herr Prof. S e e l e r t hat sich in seiner nunmehr 15 jährigen Tätigkeit an der psychiatrischen Klinik nicht nur in wissenschaftlicher und unterrichtlicher Beziehung bewährt, er hat auch während meiner Beurlaubungen die Klinik selbständig geleitet und dabei ein ausgesprochenes Geschick in der Erledigung der Verwaltungsgeschäfte und des Verkehrs mit den Behörden an den Tag gelegt. Zu seinen besonderen Funktionen gehörte auch die Fortbildung des Pflegepersonals im Irrenpflegedienst.
Er hat in besonderen Kursen, die er zu diesem Zwecke hielt,

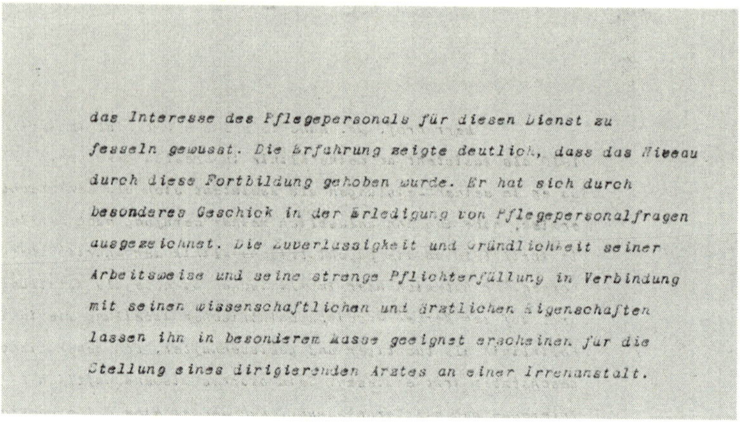
das Interesse des Pflegepersonals für diesen Dienst zu fesseln gewusst. Die Erfahrung zeigte deutlich, dass das Niveau durch diese Fortbildung gehoben wurde. Er hat sich durch besonderes Geschick in der Erledigung von Pflegepersonalfragen ausgezeichnet. Die Zuverlässigkeit und Gründlichkeit seiner Arbeitsweise und seine strenge Pflichterfüllung in Verbindung mit seinen wissenschaftlichen und ärztlichen Eigenschaften lassen ihn in besonderem Masse geeignet erscheinen für die Stellung eines dirigierenden Arztes an einer Irrenanstalt.

- Prof. Dr. Seelert, Assistent der Klinik: Mischung paranoischer mit depressiven Symptomen bei Psychosen des höheren Alters. Mschr. Psychiat. Neurol. 52 (1922), 140–155.
- Seelert H: Zur Frage der Entwicklungsbedingungen des pathologischen Rausches. Mschr. Psychiat. Neurol. 86 (1933), 191–196.
- Seelert H: Erfahrungen bei der Gutachtertätigkeit für das Erbgesundheitsgesetz und bei der Ausführung des Gesetzes zur Verhütung erbkranken Nachwuchses. Mschr. Psychiat. Neurol. 93 (1936), 1–18.
- Vorlesungsverzeichnis Sommersemester 1933 der Friedrich-Wilhelms-Universität: „Anleitung zu psychiatrischen Untersuchungen, Prof. Seelert, Fr. 16–17, Heil- und Pflegeanstalt Berlin-Buch".

Johannes Franz Suckow

* 3. April 1896 in Stargard (Hinterpommern), † 9. April 1994 in Dresden
Juni 1924 Volontärarzt in der Psychiatrischen und Nervenklinik der Charité bis Juli 1928, Nachfolgerin: „Fräulein Dr. Vowinckel“

Johannes Franz Suckows Vater war Rektor der Hilfsschule in Stargard. Hier besuchte er das Gymnasium und meldete sich gegen den Willen des Vaters als Oberprima 1914 zum Heeresdienst, Einsatz als Gefreiter an der Ostfront. Nach Verwundung 1915 hat er als Externer im November 1915 das Abitur abgelegt, danach wieder Kriegsdienst und im Januar 1916 zum Unteroffizier befördert. Ab November 1917 Medizinstudium an der Berliner Universität, realer Beginn wegen des Krieges erst im Februar 1919, 1920–1921 in München, danach wieder in Berlin. Staatsexamen mit 27 Jahren. Von März 1923 bis Mai 1924 Medizinalpraktikant, dann Volontärarzt an der II. Medizinischen Klinik bei Friedrich Kraus an der Charité. Approbation 1923. Im Juni 1924 zu Bonhoeffer an die Nervenklinik. Im Juni 1924 promoviert er zum Dr. med. mit einer Arbeit „Atemstörungen bei der Encephalitis epidemica“, veröffentlicht in der von Bonhoeffer herausgegebenen Mschr. Psychiat. Neurol. 56 (1924), S. 317–346. 1926 auch an der Chemischen Abteilung des Pathologischen Instituts der Charité tätig, unternahm Blutuntersuchungen zur Kapillarmikroskopie für die Nervenklinik bei Patienten mit chronischem Alkoholismus und akuten Psychosen. Publikation „Die bisherigen Ergebnisse der Capillarmikroskopie für die Klinik“ im Nervenarzt 1 (1928), 5–6; 240–269; 270–295. Übernahme der Leitung des Laboratoriums in der Nervenklinik. Im Juli 1928 folgte Suckow Paul Schröder (1873–1941) nach Leipzig, der dort – von Bonhoeffer kommend – seit 1925 Direktor der Leipziger Neurologisch-Psychiatrischen Universitätsklinik war. Suckows Absichten zur Habilitation endeten mit dem Machtantritt der Nationalsozialisten, da er in keine der Organisationen eintreten wollte. So wechselte er zum 1. Januar 1934 als Abteilungsleiter in die Landesheil- und Pflegeanstalt Leipzig-Dösen. Nunmehr im Beamtenstand, trat er im Mai 1935 der Nationalsozialistischen Volkswohlfahrt und im November 1935 zwangsweise dem Reichsbund der Deutschen Beamten bei. Im Oktober 1934 heiratete er die Ärztin Magdalene Moderau (1897–1987), ebenfalls Assistentin bei Bonhoeffer und Schröder, tätig in Leipzig-Dösen. Von November 1938 bis Februar 1939 hat Suckow vertretungsweise das „Maria-Anna-Heim“ geleitet, das der Heil- und Pflegeanstalt Pirna-Sonnenstein angegliedert war. Hier kam er mit Hermann Paul Nitsche (1876–25. März 1948, Hinrichtung in Dresden), dem Direktor dieser Pflegeanstalt seit 1928, in Kontakt. Seit dem 20. Juni 1939 wurde Suckow als Anwärter des NSD-Ärztebundes geführt und im August 1939 zur Wehrmacht einberufen. Als Truppenarzt Einsatz in Polen, Frankreich, 1941/42 in der Sowjetunion. Von hier Mitte 1942 auf Betreiben Nitsches abberufen zur Tätigkeit in einer gegründeten Forschungsabteilung an der Heil- und Pflegeanstalt Wiesloch, einer Außenabteilung der Heidelberger Psychiatrischen Universitätsklinik, deren Leiter Carl Schneider (1891–Suizid 11. Dezember 1946), Euthanasie-Befürworter und Obergutachter der T4–Aktion, war. Absprache zwischen Schneider und Suckow, dass Suckow ab 1. Dezember 1942 in Wiesloch Forschungsarbeit mit dem Ziel einer Habilitation antritt. Am 31. März 1943 wird die Forschungsabteilung wieder geschlossen, die 35 untersuchten Patienten nicht getötet, sondern in andere Einrichtungen verteilt. Suckows Unabkömmlichkeitsstellung wurde zum 1. April 1943 aufgehoben, er arbeitete von April 1943 bis Ende März 1945 als Stabsarzt in der Hirnverletztenabteilung des Reservelazaretts Wiesloch. Räumung des Wieslocher Lazaretts im März 1945, Fahrt mit einem Verwundetentransport nach Tübingen, gerät in französische Kriegsgefangenschaft. Entlassung im August 1945, Rückkehr nach Leipzig. Im Dezember 1945 Abteilungsarzt, dann stellvertretender Chefarzt in der Anstalt Dösen, wo auch seine Frau arbeitete. Ab 1. Oktober 1947 Lehrauftrag. Bereits im Februar 1947 kamen Anfragen vom Sächsischen Ministerium für Volksbildung, wie sich seine Tätigkeit in Wiesloch gestaltete. 1950 Habilitation über „Katatone Syndrome bei organischen Psychosen und ihre Beziehungen zu schizophrenen Erkrankungen" an der Leipziger Universität. Im Februar 1954 Berufung zum Professor mit Lehrauftrag an die Leipziger Universität. Am 1. September 1955 Berufung an die Medizinische Akademie Dresden und Direktor der Neurologischen Klinik. Seine Frau blieb in Dösen in der Funktion einer Chefärztin, ging später nach Dresden. Suckow entwickelte die Einrichtung: Hinzu kamen die Psychiatrische Klinik, ab 1961 die Kinderneuropsychiatrische Station. Emeritierung 1962. Ehrungen mit der Hufeland-Medaille in Gold, 1971 Carus-Plakette, 1977 Ehrensenator, 1981 Karl-Bonhoeffer-Medaille der Gesellschaft für Psychiatrie und Neurologie der DDR. Ende der 80er Jahre wurden die Wieslocher Forschungsabteilung und die Beteiligung Suckows durch Veröffentlichungen bekannt, eine Stellungnahme wurde nach Prüfung nicht abgegeben. Am 9. April 1994 verstarb Suckow in Dresden. Sein Nachfolger wurde Prof. Dr. Ehrig Lange (1921–2009).

- Lienert M: Der Lebensweg des Psychiaters Johannes Suckow (1896–1994). Sudhoffs Archiv 84 (2000), 1–18.
- Parnitzke KH: Prof. em. Johannes Suckow zum 70. Geburtstag. Psychiat. Neurol. Med. Psychol. 18 (1966), 82–83.
- Klee E: Das Personenlexikon zum Dritten Reich. Fischer, Berlin 2003. S. 615 „Suckow, Johannes. T4… 1942/43. Mitarbeiter Carl Schneiders bei Euthanasie-Forschung (Forschen–Töten–Sezieren) in Heidelberg-Wiesloch … 1963 Verdienter Arzt des Volkes …"

Verzeichnis der zwischen 1912 und 1938 unter Bonhoeffer an der Psychiatrischen und Nervenklinik der Charité tätigen Mitarbeiter sowie deren spätere Wirkungsstätten:

Die Zweite Berliner Schule

Kurt Albrecht (Prag) 1894–1945	Kurt Pohlisch (Bonn) 1893–1955
Walter Betzendahl (Kiel) 1896–1980	Hans Pollnow (ermordet im KZ Mauthausen) 1902–1943
Hans Gerhard Creutzfeldt (Kiel) 1885–1964	Alfred Albert (Fredy) Quadfasel (Boston) 1902–1970
Gustav Donalies (Eberswalde) 1894–1961	Heinrich Christel Roggenbau (Wiesbaden) 1896–1970
Gottfried Ewald (Göttingen) 1888–1963	Heinrich Scheller (Würzburg) 1901–1972
Edmund Forster (Greifswald) 1878–1933	Paul Schröder (Leipzig) 1873–1941
Paul Jossmann (Boston) 1891–1978	Heinrich Schulte (Bremen) 1898–1983
Adolf Heidenhain (Tübingen) 1893–1937	Hanns Schwarz (Greifswald) 1898 - 1977
Bruno Kalinowski (New York) 1899 - 1992	Herta Seidemann (New York) 1900–1984
Franz Joseph Kallmann (New York) 1897–1965	Hans Seelert (Berlin) 1882–nicht bekannt
Franz Kramer (Bilthoven(Niederlande) 1878–1967	Erich Sternberg (Moskau) 1902–1980
Hugo Krayenbühl (Zürich) 1902–1985	Georg Stertz (Kiel) 1878–1959
Arthur Kronfeld (Moskau) 1886–1941	Erwin Straus (Lexington/USA) 1891 - 1975
Dietfried Müller-Hegemann (Leipzig) 1910 - 1989	Johannes Suckow (Dresden) 1896–1994
Berthold Ostertag (Tübingen) 1895–1975	Rudolf Thiele (Berlin) 1868–1960
Friedrich Panse (Düsseldorf) 1898–1973	Jürg Zutt (Frankfurt am Main) 1893 - 1980

Literatur

250 Jahre Charité Berlin. Jubiläumsheft der Zeitschrift für ärztliche Fortbildung. Fischer, Jena 1. Mai 1960.

Arbeitsgruppe zur Erforschung der Geschichte der Karl-Bonhoeffer-Nervenklinik (Hrsg.): Totgeschwiegen 1933–1945. Zur Geschichte der Wittenauer Heilstätten, seit 1957 Karl-Bonhoeffer-Nervenklinik. 1. Aufl. Hentrich & Hentrich, Berlin 1988. 2. Aufl. 1989. Hier Seidel M, Neumärker KJ: Karl Bonhoeffer und seine Stellung zur Sterilisationsgesetzgebung. S. 219-282.

Beddies T: Universitätspsychiatrie im Dritten Reich. Die Nervenklinik der Charité unter Karl Bonhoeffer und Maximinian de Crinis. In: vom Bruch R, Schaarschmidt R (Hrsg.): Die Berliner Universität in der NS-Zeit. Bd. 2: Fachbereiche und Universitäten. Steiner, Stuttgart 2005, S. 55–72.

Bethge E: Dietrich Bonhoeffer – Theologe – Zeitgenosse. C. Kaiser, München 1983, S. 313.

Bonhoeffer K: Die Unfruchtbarmachung der geistig Minderwertigen. Klin. Wschr. 3 (1924), 798–801.

Bonhoeffer K: Ein Rückblick auf die Auswirkung und die Handhabung des nationalsozialistischen Sterilisationsgesetzes. Nervenarzt 20 (1949), 1–5.

Bonhoeffer K: Lebenserinnerungen – geschrieben für die Familie. In: Zutt J, Straus E, Scheller H (Hrsg.): Zum hundertsten Geburtstag am 31. März 1968. Springer, Berlin – Heidelberg – New York 1969.

David H: „… es soll das Haus die Charité heißen …“. Kontinuitäten, Brüche und Abbrüche sowie Neuanfänge in der 300jährigen Geschichte der Medizinischen Fakultät (Charité) der Berliner Universität. 2 Bände. akademos Wissenschaftsverlag, Hamburg 2004.

Eisenberg U, Collmann H, Dubinski D: Verraten–Vertrieben–Vergessen. Werk und Schicksal nach 1933 verfolgter deutscher Hirnchirurgen. Hentrich & Hentrich, Berlin 2017.

Gerrens U: Psychiater unter der NS-Diktatur. Karl Bonhoeffers Einsatz für rassisch und politisch verfolgte Kolleginnen und Kollegen. Fortschr. Psychiat. Neurol. 69 (2001), 330–339.

Holdorff B: Emigrated neuroscientists from Berlin to North America. J. History of Neurosciences 2016, S 1–26.

Jacob R, Federspiel R (Hrsg.): Jüdische Ärzte in Schöneberg. Topographie einer Vertreibung. Hentrich & Hentrich, Berlin 2012.

Kolle K (Hrsg.): Große Nervenärzte, Bd. 1–3. Thieme, Stuttgart – New York 1956.

Müller D: 250 Jahre Charité 1710–1960. Herausgegeben vom Festkomitee des Rates der Medizinischen Fakultät der Charité.

Müller T: Von Charlottenburg zum Central Park West. Henry Lowenfeld und die Psychoanalyse in Berlin, Prag und New York. Edition Deja vu, Frankfurt am Main 2000.

Neumärker KJ: Bonhoeffer und seine Schüler – Spannungsfeld zwischen Neurologie und Psychiatrie. In: Holdorff B, Winau R (Hrsg.): Geschichte der Neurologie in Berlin. de Gruyter, Berlin – New York 2001, S. 175–192.

Neumärker KJ: „Bonhoeffer, Karl in: NDB-online, veröffentlicht am 01.01.2025, URL:https.//www.deutsche-biographie.de/118661442.html#dbocontent.

Peters UH: Ein Jahrhundert der deutschen Psychiatrie (1899–1999). Fortschr. Neurol. Psychiat. 67 (1999), 540–557.

Peters UH: Emigration psychiatrischer Gruppen am Beispiel der Psychoanalyse. In: Briegel M, Frühwald W (Hrsg.): Die Erfahrung der Fremde. VCH Verlagsgesellschaft, Weinheim 1988, S. 177–187.

Pfeiffer J: Die Vertreibung deutscher Neuropathologen 1933–1939. Nervenarzt 69 (1998), 99-109.

Pütter E: Erinnerungen an die Charité in Berlin. Rhenania Verlag Th. P. Braun, Düsseldorf 1928.

Pütter E: Verwaltungsberichte und Statistiken 1906–1914. Charité-Annalen 1906–1914, 30.–38. Bd.

Pütter E: Verwaltungsbericht. Kriegschronik der Königlichen Charité. Verlag von August Hirschwald, Berlin 1915.

Pütter E: Verwaltungsbericht. Kriegschronik der Königlichen Charité. Verlag von August Hirschwald, Berlin 1916.

Pütter E: Verwaltungsbericht. Kriegschronik der Königlichen Charité. Verlag von August Hirschwald, Berlin 1917.

Roelcke V: Politische Zwänge und individuelle Handlungsspielräume: Karl Bonhoeffer und Maximinian de Crinis im Kontext der Psychiatrie im Nationalsozialismus. In: Schleiermacher S, Schagen U (Hrsg.): Die Charité im Dritten Reich. Zur Dienstbarkeit medizinischer Wissenschaft im Nationalsozialismus. Schöningh, Paderborn 2008, S. 67–84.

Roelcke V: Zeitgeist und Erbgesundheitsgesetzgebung im Europa der 1930er Jahre. Eugenik, Genetik und Politik im historischen Kontext. Nervenarzt 73 (2002), 1019-1030.

Scheller H: Zur Bibliographie Karl Bonhoeffers (1868–1948). Arch. Psychiat. Nervenkr. 211 (1968), 470–474.

Schmuhl W: Die Gesellschaft Deutscher Neurologen und Psychiater im Nationalsozialismus. Springer, Berlin - Heidelberg 2016.

Schneck P: Friedrich Althoff und die Neubauten der Berliner Charité zwischen 1897 und 1916. Charité-Annalen. Neue Folge, Bd. 15. Quintessenz Verlag, Berlin 1995. S.202–211.

von Dohnanyi K: Karl Bonhoeffer zum 60. Todestag. In: Moskopp D, Jäkel D (Hrsg.): Karl Bonhoeffer - ein Nervenarzt. Vorträge zum 60. Todestag. Wichern, Berlin 2009, S. 33–41.

Über den Autor

Klaus-Jürgen Neumärker, Jahrgang 1940. Nach dem Abitur in Berlin-Mitte ab 1959 Medizinstudium an der Humboldt-Universität zu Berlin. 1965 bis 1966 Pflichtassistent im Kreiskrankenhaus Spremberg. Ab 1. September 1966 bis 2003 Mitarbeiter der Psychiatrischen und Nervenklinik der Charité, zunächst Assistent. 1966 Promotion bei Prof. Karl Leonhard, 1970 Facharzt für Neurologie und Psychiatrie, 1975 Habilitation und Subspezialisierung für Neuropsychiatrie des Kindes- und Jugendalters, 1978 Dozent, 1981 Professor mit Lehrstuhl für Neuropsychiatrie des Kindes- und Jugendalters. 1986 WHO-Stipendiat bei Prof. Sir Michael Rutter, University of London. Ab 1986 Direktor der Klinik und Poliklinik für Psychiatrie und Neurologie des Bereiches Medizin (Charité) der Humboldt-Universität zu Berlin und Leiter der Abteilung für Psychiatrie und Neurologie des Kindes- und Jugendalters. 1990 Wahl zum Direktor des Zentrums für Nervenheilkunde der Charité bis 1992. Danach Direktor der Klinik für Psychiatrie und Neurologie/Psychotherapie des Kinder- und Jugendalters bis 2002. Ab 1. Januar 2003 bis 2006 Univ.-Prof. und Chefarzt der Klinik für Kinder- und Jugendpsychiatrie/Psychotherapie der DRK Kliniken Berlin Westend.

Autor und Koautor von zahlreichen wissenschaftlichen Publikationen und Büchern. Außerdem Autor der Bücher:

„... der Wirklichkeit abgewandt". Eine Wissenschafts- und Kulturgeschichte des Autismus. Weidler Verlag, Berlin 2010.

Karl Bonhoeffer. Leben und Werk eines deutschen Psychiaters und Neurologen in seiner Zeit. Hirzel, Leipzig 1990 und Springer, Berlin – Heidelberg 1990. Erweiterte Neuauflage, Steffen, Berlin 2017.

Der andere Fallada. Eine Chronik des Leidens. Steffen, Berlin 2014, 2. Aufl. 2015.

Die Intelligenzsiedlung in Berlin-Grünau. Trafo Literaturverlag, Berlin 1923.

Lebt und wohnt zusammen mit Ursula Neumärker in Berlin-Grünau.